효소가 생명을 좌우한다

쓰루미 다카후미 저
남원우 역

도서출판 배문사

머리말

　의학의 조사(祖師)인 히포크라테스는 "화식(火食)이 곧 과식(過食)이니라."라고 단언했는데, 이것은 명언입니다. 불(火)을 쓴 음식을 많이 먹으면 쉽게 병에 걸린다는 사실을 기원전 아득한 옛날에 그는 이미 간파하고 있었습니다.
　그는 이렇게도 말했습니다.
　"질병이란, 생체를 정화(淨化)하는 증상이다. 증상이란, 생체가 펴는 방위수단이다. 질병에는 여러 가지가 있는 듯이 보이지만, 사실은 질병이란 단 한 가지뿐이다."
　이러한 말로 미루어 보아서도 그의 선견성과 천재성이 놀랍다 하지 않을 수가 없습니다.
　"화식이 곧 과식이다."라는 말은 사실입니다. 다시 말하면, 화식은 바로 질병에 직결된다는 것입니다. 왜냐 하면, 불은 인간을 비롯한 동물에게 가장 중요한 영양소인 먹거리 속의 '효소(酵素)'를 죽이기 때문입니다.
　효소는 최근에 이르기까지 '영양소' 축에 끼지 못했습니다. 왜냐 하면, "단백질을 먹으면 자동적으로 효소가 섭취되며, 효소는 무제

한으로 만들어지는 것"이라고 잘못 인식되어 온 탓입니다.

진정한 '바른 효소영양학'을 세상에 소개한 것은 미국의 에드워드 하우웰(1898~1986)의학 박사였습니다. 그는 1985년, 50여 년에 걸친 자신의 효소 연구를 총정리한 저서 『Enzyme Nutrition (효소영양학)』을 출판했고, 학회(學會) 논문으로서도 효소 및 효소 건강 식품의 효능과, 그것을 만드는 메커니즘을 꾸준히 발표했습니다.

그의 발표 논문은 정말 획기적인 것이었는데, "질병이 왜 생기는가?"라는 근원적 질의에 대한 응답이, 효소의 진실을 밝힘으로써 완전히 해명되었기 때문입니다. 또한, "수명은 체내의 효소 보유량에 의해서 좌우된다."는 사실 역시 하우웰 박사의 연구로 판명되었는데, 이것은 놀라운 일이 아닐 수 없습니다.

이제까지, "목숨은 그 사람의 팔자"라고 보아 왔지만 사실은 "그 사람이 지니고 있는 효소의 분량 여하에 따라 목숨이 길어지기도 하고 짧아지기도 한다."는 사실이 판명되었는데, 이것은 문자 그대로 '경악'이 아닐 수 없습니다.

질병은 효소 부족으로 말미암아 생깁니다. 난치병은 효소의 극단적 부족이 그 원인입니다. 효소 부족의 이유는 여러 가지이지만, 그 중에서 가장 중요한 원인이 '효소를 낭비하는 생활 양식'이고, 이 중에서도 가장 큰 원인이 '화식에 의한 잘못된 식생활'입니다.

효소는 유일하게 생명력 있는 영양소인데, 그것은 48℃ 이상의 가열로 죽습니다. 죽은 것을 아무리 많이 먹어도 영양이 되지 못할 뿐만 아니라, 소화(消化, digestion) 에너지를 낭비함으로써 몸은 질병으로 곧장 달리게 됩니다. 이러한 내용을 하우웰 박사의 저서와 논문을 밑바탕으로 삼고, 거기에다가 저자의 경험을 가미해서 저술한 것이 바로 이 책입니다.

그런데, 유감스럽게도 일본에서는 '효소영양학' 및 효소 활용 치료법이 보급되지 못하고 있을 뿐만 아니라, 거의 알려져 있지도 않습니다.[1] '효소영양학'이 얼마나 획기적인 것이며, 또한 그것을 발명한 에드워드 하우웰 박사의 위대함은, 이 책을 읽어 감에 따라서 독자 스스로 인식하게 될 것입니다.

저자가 진료를 맡고 있는 '쓰루미 클리닉'에서는 효소를 활용한 식사법 및 효소 건강식품을 이용한 치료를 실시함으로써, 각종 난치병에 시달리는 많은 환자를 고쳐 왔습니다. 아마, 이제부터의 건강법은 '효소'를 활용한 각종 방법이 그 기본을 이루게 될 것이 틀림없습니다.

이러한 사실을 일반인께서 꼭 알아 주기를 바라는 마음에서 저술한 것이 이 책의 저술 동기입니다. 이 사실을 인식하신 분이라면 기운찬 건강체로 100세를 맞이할 수 있는 비결을 손에 넣은 것이나 다름이 없습니다.

독자 제위께서 효소의 중요성을 십분 인식하시고, 씩씩한 모습으로 장명(長命)하시기를 바라마지 않습니다.

저자

---

1) 애석하게도 이 사실은 한국에서도 같습니다. — 역자.

역자의 머리말

우리 생체(生體)에 필요 불가결한 영양소가 허다하지만, 효소(酵素, enzyme)는 모든 영양소 중의 영양소라고 할 만큼 중요한 역할을 생체 내에서 수행합니다.

우리가 건강을 유지·향상시키려면 한 끼 식사에 포함돼야 할 영양 성분이 30여 가지는 되어야 한다고 합니다. 이것은 매우 어려운 일인데, 이러한 여러 가지 성분을 간단하게 섭취할 비결이 있습니다. 그것은 검정·빨강·노랑·파랑·흰색의 다섯 가지 색깔의 식재(食材)를 무작위로 갖춰서, 가열 조리하지 않고, 되도록 그대로를 천천히 많은 저작을 거쳐서 섭취하는 것입니다.

왜, '그대로'냐 하면 효소는 날〔生〕식재에만 존재하는 것이기 때문입니다. 어떠한 종류의 효소든 47~48℃의 온도에서 거의 소멸합니다. 오늘날 대부분의 사람들이 모든 식재를 끓이고, 데치고, 삶고, 찌고, 굽고 — 갖은 양념을 가미해서 이렇게 복잡하게 조리한 음식을 먹고 있는데, 그것은 혀로 미각을 즐기기 위한 것일 뿐, 건강과 치병(治病)에는 아무 효과가 없습니다.

오늘날까지도 대부분의 의과대학에서 「영양학」은 필수과목이 아닙니다. 그러므로 제도적 의사 면허증을 소지하고 사람의 생명과 질병을 다루는 의사들은 거의가 인체에 기본인 '영양'에 대해서 무관심하며, 더구나 '효소'는 영양소(營養素) 명단에 끼지도 못하고 있거나 등한시당하고 있는 것은 오늘의 현실입니다.

그러나 한국에서는 아직 일반적으로 인식되어 있지 않지만, 선진 각국에서는 과학과 참다운 의학의 발달로 '효소'야말로 인체의 가장 중요한 요소라는 사실이 증명되어 그 소중함이 강조되면서, 임상(臨床)에서 크게 활용하고 있습니다.

간단히 말해서 효소란, 자동차의 바테리와 같은 역할을 하는 물질이며, 또한 다양한 각종 건재(建材)를 갖추어 놓고도 목수(木手)가 없으면 그 건재를 써서 집을 세우지 못하듯이, 효소란 '목수'와 같은 역할을 하는 소중한 물질입니다.

체내의 각종 영양소를 촉매로 연결해 신체의 각 부분이 움직이게 하는 것이 바로 효소입니다. 효소의 작용이 없다면 우리는 손가락 하나 까딱할 수 없고, 눈꺼풀조차 움직이지 못합니다. 제아무리 고귀한 영양소를 흡수한다 해도, 효소가 없다면 우리의 생체는 '영양소로 채워진 창고'에 불과합니다.

따라서, 각 효소가 맡은 바의 '한 가지의 고유 역할만을 하는' 효소의 분량이 부족하게 되면, 건강의 실조(失調)는 물론이요, 난치병 유발(誘發)의 중대한 원인으로 작용합니다. 효소의 소진(消盡)은 곧 죽음입니다.

이렇게 효소는 중요합니다.

이 명저(名著)에서는 효소에 관한 초보적 설명을 비롯해서, 그것의 활용 여하에 따라서 건강이 회복되고, 질병이 자연히 물러가는 이치를 과학적 근거를 다각도로 제시해 가면서 상세하게 설명하였습니다.

모든 의료인은 물론이요, 일반인도 새삼 효소에 대한 인식을 깊게 갖고 이의 섭취·활용·보존에 관심을 기울인다면 건강을 유지 향상시키게 될 뿐만 아니라, 각종 난치병도 능히 치유할 수 있다고, 그 증례(症例)를 들어 가면서 저자는 역설하고 있습니다.

역자 역시, 과일·생야채의 섭취생활을 습관적으로 해 오면서 훌륭하게 난치병을 물리쳤고, 또한 나이에 걸맞지 않는 건강을 자랑하면서 나날을 감사와 즐거움 속에서 보내고 있습니다.

부디, '효소'에 대한 인식을 새로이 하시어서 '자연'이 준 원래의 건강을 유지·향상하시면서 무병장수를 누리시기 바랍니다.

2008년 立春

역자 씀

차례

머리말

역자의 머리말

제1장 궁극의 의료를 지향해서

1. 미국에서는 암이 감소되어 가고 있다 / 2
2. 더욱 벌어지는 미·일 간의 의료 격차 / 8
3. 효소영양학 지식과 그 실천만이 건강 장수의 지름길 / 11

제2장 서양의료로서는 난치병을 고치지 못하는 이유

1. 의사는 자기의 병을 막지 못한다 / 16
2. 한방약의 한계 / 18
3. 일본 의사가 배워야 할 점 / 19
4. 결과에만 대처하는 서양의학으로서는 원인을 근절시키지 못한다 / 20
   ◀ 서양 의학에 따른 질병 진단과 그 치료법 ▶ / 20
5. 일본 의사가 모르고 있는 '진짜 원인' / 24
6. 장내(腸內) 부패가 질병의 시작이다 / 27
7. 장(腸)의 부패를 초래하는 8대 해물(害物) / 30
8. 장(腸)에서 시작되는 생체의 부조화(不調和) / 33

제3장 지금, 왜 영양학에 눈을 돌려야 하나

1. 나는 이렇게 치료하고 있다 / 36
2. 미국의료는 왜 격변했는가? / 39
3. 일본인보다 미국인이 먼저 알아차린 '대원칙' / 40
4. 미국의 의료소송 러시가 증명하는 바는… / 42
5. 정크 푸드와 발암물질 / 44
6. 일본 의사들은 언제가 되어야 영양학을 공부할 것인가? / 46
7. 일본 의사들이 '먹거리와 질병관계'를 무시하는 이유 / 47

제4장 '효소'를 벗기다

1. 효소란 도대체 무엇인가? / 52
2. 효소 없이는 살아갈 수가 없다 / 54
3. 체내의 '잠재효소'와 외부의 '식물효소' / 56
4. 3대 영양소 역시 효소가 없다면 소화 불능 / 58
5. '효소 연구'가 왜 지연되었던가? / 61
6. 효소 발견의 도정(道程) / 63
7. 효소의 정의(定義) / 66
8. 효소의 크기는 1mm의 100만분의 1 / 68
9. 효소의 본질은 영원히 수수께끼인가? / 70

제5장 수명과 노화를 '효소'가 정한다!

1. 체내 효소가 수명을 정한다 / 74
2. 체력 쇠퇴는 효소 제조능력의 쇠퇴에서 온다 / 76

3. 효소 제조에는 그 한계가 있다 / 78
4. 효소 결핍의 원흉과 그 대책 / 80
    (1) 단백질 과다가 최대 원흉 / 80
    (2) 흰설탕은 생체의 방어벽(壁)을 파괴한다 / 81
    (3) 소화불량의 원인은 위산 부족 때문이다 / 82
    (4) 식이섬유로 배변 촉진 / 83
5. 노화는 왜 생기는가? / 84
    【노화 지연의 9개 원칙】 / 85
6. 효소가 부족하면 나타나는 증세 / 87
7. 머리·허리·관절의 통증에는 그만한 이유가 있다 / 89
8. 왜 구운 꽁치에는 무즙을 얹는가? / 92
9. 야생동물은 왜 병이 없는가 / 94
10. 현대사회에서의 '건강과 장수 비결' / 96

제6장 최강의료(最强醫療)를 이끌어 가는 「효소영양학」

1. 하우웰 박사가 체험한 영양유법 / 100
2. 치료에 활용되는 「식양생법」의 발견 / 102
3. 진짜 영양학이란 무엇인가? / 104
4. 효소영양학의 목적 / 108
5. 효소영양학의 두 가지 포인트 / 109
    (1) 적응분비의 원칙 / 109
    (2) 먹거리 효소 위(食物酵素胃) / 112
6. 효소의 수명과 인간의 수명 / 117

제7장 우리는 무엇을 먹어야 하나?

1. 적합한 먹거리를 외면하고 있는 오늘의 우리 / 122
2. 먹거리는 이렇게 해서 소화·흡수된다 / 124
3. 병에 걸렸으면 먹지 말라! / 128
4. 칼슘보다는 마그네슘을! / 129
5. 효소의 보고(寶庫)인 과일을 재평가하자 / 132
6. 누구나 할 수 있는 최상의 식양생법 / 134
7. 이것이 이상적 건강식단이다 / 136

제8장 효소 파워는 이렇게 놀랍다!

1. 에스키모의 건강 비결 / 140
2. 발효식품을 먹는 에스키모 / 141
3. 피를 맑게 하는 '마법의 유지' / 143
4. 장수촌의 공통점은 발효식품·과일·양수(良水) / 146
5. 발효와 부패의 차이 / 148
6. 발효식품 / 150
7. 세계 각지의 발효식품 / 151
8. 바나나는 발효한 것을…! / 152

제9장 미국민이 주목하고 있는 '효소요법'

1. 마지막 치료법 — 효소 건강식품 / 156
   (1) 에이즈(HIV) / 156
   (2) 바이러스 질병 / 157

(3) 관절염・요통・류마티스・어깨결림 기타의 통증 / 157

(4) 암(癌) / 158

(5) 자기(自己) 면역 질병 / 161

2. 사람의 잠재효소를 보조하는 효소 건강식품 / 163

제10장 '수퍼 효소의료'의 증례(症例)들

1. 오십견(견관절 주위염) / 170

2. 요통(요추 추간판 헤르니아) / 171

3. 두통(편두통 또는 군발성(群發性) 두통) / 173

4. 메니에르병(어지러움증) / 174

5. 암 / 175

6. 위장 장애 / 181

7. 기관지 천식 / 183

8. 당뇨병 / 186

9. 류마티스, 교원병(膠原病) / 188

10. C형 만성 간염 / 189

11. 입덧, 난산(難産) / 195

제11장 수명 연장 20년 -쓰루미 진료소의 건강지도법-

1. 효소영양학에 따르는 '질병 구조' / 198

2. 당장 개선해야 할 '9종의 나쁜 식사 습관' / 200

(1) 가열식 음식의 과잉 섭취 / 201

(2) 야식 / 201

(3) 과식 / 202

(4) 조반을 듬뿍 먹는 습관 / 202

【24시간의 주기의 생체 리듬】 / 203

(5) 고기 · 생선 · 우유 · 달걀을 피하라 / 206
【우유가 건강에 나쁜 진짜 이유는…】 / 206
【우유를 대체되는 단백원(源)】 / 209
(6) 설탕 · 과자류의 과식 /210
(7) 날씨(生種子)의 섭취 /210
(8) 산화한 기름 / 211
(9) 알코올류의 섭취 / 212

제12장 반(半)단식법(semi-fasting) -질병과 노화 지연을 위한 효소 저축법-

1. 반단식으로 시작하는 질병 예방 / 216
2. 놀라운 반(半)단식의 위력 / 218
   (1) 체내의 잠재효소를 오존시킨다 / 218
   (2) 모든 장기를 휴식시킨다 / 218
   (3) 대장의 정화 / 218
   (4) 맑은 혈액 / 219
   (5) 면역력 강화 / 219
   (6) 독소의 배설 / 220
   (7) 질병의 개선 / 221
   (8) 적정 체중의 유지 / 221
   (9) 호흡기관, 순환기관의 개선 / 222
   (10) 진통 효과 / 222
   (11) 두뇌 · 감각의 예민화 / 223
3. 반단식법 지도 / 224

참고문헌 / 228
탈고하면서 / 229
일본 독자 여러분께 / 234

제1장
궁극의 의료를 지향해서

1. 미국에서는 암이 감소되어 가고 있다

　경제적 거품이 꺼지고 나서 10여 년이 지난 오늘날, 세상은 온통 불황에 허덕이고 있습니다. 그러한 중에서도 음식업계는 대성황이어서 각종·각급 식당은 인파로 붐비고 있습니다. 경기가 나쁘기는 하지만, 일본인의 생활은 그런대로 안정되어 있어서 일반적으로 넉넉한 삶을 누리고 있음을 외식 산업의 성황이 증명하고 있습니다.

　이러한 사회 정세 속에서 사람들이 찾고 있는 바는, '맛있는 것을 먹는 일'과 '건강'입니다. 이 두 가지 명제는 서로 모순되는 것인데, 이 두 가지를 모두 충족시키고자 애쓰는 사람이 아주 많은 것 같습니다.

　이 틈을 타고 나타난 것이 건강 기능 역할을 하는 '건강 기능 식품'입니다. 그 종류와 가짓수는 수천·수만이어서 이 중의 어떤 것인가를 섭취해 보지 않은 사람이 없을 것입니다. 그럼에도 불구하고, 질병의 감소는커녕 암 따위의 난치병은 끊임없이 증가 일로를 달리고 있습니다(뒤에서 설명합니다마는, 미국에서는 '암 사망률'이 감소해 가고 있습니다.).

　건강 기능 식품의 섭취만으로는 건강해지지 않는 모양입니다. 그렇습니다. 건강 기능 식품을 섭취한다고 해서 건강 유지가 가능한 것은 아닙니다. 그 이유는 차차 설명하겠습니다마는, 질병에 걸릴 원인을 제거하지 않고 건강 기능 식품의 섭취만으로 건강을 유지하기란 무리한 일이기 때문입니다.

그렇다면, 종합병원에서 1년에 한 번 꼴로 종합검진을 받는다면 안심이 될까요? 아닙니다! 왜, 아니라는 답을 주저 없이 하는지 현명한 분들은 짐작하시리라 믿습니다. '검사'란 어디까지나 '그 시점의 상황'이기 때문입니다. '그때'에는 안심할 상황이었지만, 그 후로 질병에 걸릴 원인을 알게 모르게 누적해 간다면 당연히 언젠가에는 질병에 걸리게 됩니다.

그러면 도대체 어떻게 해야 항상 병 없는 건강체로 삶을 이어갈 수 있을까요? 그에 대한 명쾌한 해답은, "질병의 원인이 될 일을 바로잡아서 실천해 나가는 일"을 습관화하는 것입니다.

그렇다면 질병의 원인이란 도대체 무엇일까요? 다음 세 가지가 그 근본 원인임은 이미 주지의 사실입니다.

① 식생활의 문란
② 심한 스트레스
③ 나쁜 환경과 나쁜 생활습관(불면 따위)

이상의 세 가지가 사람의 생체를 좀먹는 최대 원인입니다. 그리고 이들 중에서 ②, ③ 역시 중요하지만, 특히 고쳐야 할 사항은 ①의 '식생활의 문란'입니다(물론 ②, ③도 절대로 가볍게 보아서는 안 됩니다.).

미국에서는 1977년 1월, '상원 영양문제특별위원회 보고'(일반적으로 '맥거번 보고'라고 불리는 것)를 발표하였습니다(상세한 내용은 쓰루미 다카후미 저 『현대판 식물양생법』을 참조). 이 보고를 계기로 해서, 미국에서는 '먹거리와 질병의 인과관계'에 관한 학술보고가 연이어서 발표되었습니다.

그러나 이러한 '먹거리와 질병의 인과관계'에 관한 일련의 보고는 그 어느 것 하나도 일본에서는 관심을 기울이지 않고 있습니다. 미국의 의학은 1977년 이래 급격하게 변모하고 있습니다. 암 치료에서도 식물성 물질을 많이 활용한다든지, 식생활을 고친다든지, 강력한 식물성 건강 기능 식품을 많이 쓴다든지, 어쨌든 항암제의 투여를 극도로 줄이고, 무엇인가 다른 방법으로 고쳐 보자는 풍조가 거세게 일고 있습니다.

암뿐이 아니라, 모든 질병은 원인이 있기 때문에 나타난다는 사실을 재빨리 알아차린 것도 미국이었습니다. 그러므로 질병 치료도 치료거니와, 그 원인을 제거함으로써 결과적으로는 질병 예방에도 연계되었던 것입니다.

암에 관해서만 보더라도, 1989년까지 상승일로를 치닫던 이환율(罹患率)과 사망률은 1990년부터 이환율이 매년 0.7%씩 감소되고, 사망률은 매년 0.5%씩 감소되기 시작했습니다. 1996년 이후의 데이터는 아직 없지만, 더욱 감소되고 있다고 합니다([표 1], [표 2] 참조).

일본의 상황을 살펴봅시다.

유감스럽게도 식생활의 개혁은커녕, 치료법의 개선조차 이루어지지 않은 것이 오늘의 일본입니다. 따라서 암의 이환율 및 사망률은 아직도 끈질기게 상승하고 있는 딱한 실정입니다([표 3] 참조).

[표 1]

미국의 암 이환율	
1973~1989	매년 평균 12%씩 증가
1990~1995	매년 평균 0.7%씩 감소
1996 ~	미발표 중이지만 대폭 감소가 예상됨

[표 2]

미국의 암 사망률	
1990~1995	1년에 0.5%씩 낮아짐 (5년간에 2.6%나 낮아졌음)

[표 3]

일본의 암 사망자 수와 사망률		
	암 사망자 수	암 사망률 (인구 10만 명당 연간 사망자 수)
1981	166,399명	140.0명
2000	295,399명	235.2명

(이상은 森山晃嗣 저 : 『미국은 왜 암이 감소됐는가』에서)

* 미국의 암 사망률은 1990년부터 5년간에 걸쳐서 2.6%나 감소했지만, 일본의 암 사망률은 1981년에 비해서 최근 20년간에 1.7배나 증가했다.

이 이유는 도대체 어디에 있는 것일까요? 그것은 앞서 말한 바의 3대 원인을 전혀 고치지 않은 탓이며, 이로 인해서 예방 역시 이루어져 있지 않았기 때문입니다.

그렇다면, 예방이 안 된 원인을 왜 바로잡지 못하고 있을까요? 거기에는 여러 가지 이유가 있겠으나, 뭐니뭐니 해도 의료 기관이 '먹거리의 중요성'을 까맣게 모르고 있는 탓일 것입니다.

종합병원이나 중소 의원(醫院)에 근무하고 있는 의사들은, 환자의 식사를 영양사에게 몽땅 맡기고, 환자는 '약'이나 '주사'로 치료하면 된다는 생각인 듯합니다. 그런데, 대부분의 영양사들이 최신 영양학에 어둡습니다.

그러니까 (일본의 의료 현장은) 10년을 하루같이 서양 의학 일변도의 낡은 치료법을 태평스럽게 쓰고 있으며, 몰려드는 환자 역시 '약'을 처방받는 것을 당연하게 여기면서, 이것이 곧 치료라고 믿고 있는 실정입니다.

의사의 영향력은 지대합니다. 의사의 말은 틀림없다고 믿는 사람이 아주 많습니다. 그러므로 환자는, 의사가 시키는 대로 고분고분 '약치료'를 무조건 받아들이고 있습니다. 그러나 사실은 '약'으로 낫는 병이란 없습니다.

의사는 질병의 증상을 억제하는 약은 잘 알고 있지만, 환자의 영양과 질병의 유기적 관련성에는 까막눈입니다. 의사인 필자가 단언하는 말이므로 틀림없습니다. 왜냐하면, '영양과 질병의 깊은 인과관계'에 관해서 의과대학에서는 무엇 하나 가르쳐 주지 않기 때문입니다.

의사가 간혹 영양에 관해서 하는 이야기란 대학에서 배운 것이 아니라, 자기의 체험에서 얻어들은 바를 적당히 말하는 경우가 대부분입니다.

구태의연한 일본 의료계에 비해서, 미국 의료계는 근년에 이르러서 무섭게 변해 가고 있습니다. 1977년의 '맥거번 보고'에서는 '의사'를 무자비하게 비판하고 있습니다. 예컨대, "오늘의 서양 의료를 하고 있는 의사들은 영양과 질병의 관계에 관해서 무엇 하나 아는 사람이 없다."고 지적하고 있습니다.

이 말에 분발했음인지, 미국 의사들, 특히 개업의사들은 그 뒤로 180도 달라졌습니다. 약속이나 한 듯이 영양학을 공부하기 시작했습니다.

필자는 미국 의사 몇 명을 알고 있는데, 그들을 만날 때마다 느끼는 발전도에 나 스스로 놀라곤 합니다. 그들과의 대화 내용은 만남을 거듭할수록 향상되어 있고, 최근에는 먹거리와 건강 기능 식품 이야기로 화제가 풍성해졌습니다.

시카고의 개업의 리 박사, 또는 '베스트 닥터' 상을 받은 바 있는 로스엔젤레스의 모리스 레뷔 박사도 마찬가지였습니다.

호르몬 요법의 권위로 유명한 레뷔 박사는 필자에게 이렇게 말하는 것이었습니다.

"치료를 하기 전에 절대 해야 할 일이 있지요. 그것은 여기와 여기를 고치는 일입니다."

이렇게 말하면서 그는 머리와 입을 손가락으로 가리키는 것이었습니다.

필자가 "'머리'는 의식을 바꿔야 한다는 뜻이고, '입'은 식사 내용을 고쳐야 하는 일인가요?"라고 묻자 그는 이렇게 대답하는 것이었습니다.

"그렇지요! 나는 이 두 가지를 시정하고자, 전문가를 고용했습니다. 환자와는 약 두 시간에 걸친 식생활 개혁 지도와 바른 의식을 갖게 하는 지도와 긴장을 완화시키고 나서야 치료를 시작합니다."

레뷔 박사의 실례(實例)에 국한하는 것이 아니라, 식생활 개선을 지도하는 미국 의사들은 나날이 증가해 가고 있습니다.

2. 더욱 벌어지는 미·일 간의 의료 격차

최근에 미국에 있는 남성 친구로부터 재미있는 이야기를 들었습니다. 그에게는 여성 친구가 있었는데, 그녀가 심한 두통과 구토감을 호소하면서 나의 남성 친구에게 상의하더랍니다.

나의 친구는 그 증상이 식생활 때문이라는 생각에서 식사법을 바꿔 보라고 권했지만, 그녀는 마이동풍일 뿐만 아니라, 매일같이 스낵 과자를 비롯한 단것과 고기로 혀를 즐기는 생활을 누리고 있었습니다. 그러한 생활이 바로 증상의 원인임을 일깨워 주었지만, 두통이 어째서 먹거리와 관계가 있느냐면서 '의사' 한테 가겠다는 것이었습니다.

그리고 그 고장의 의사를 찾았더니, 그 미국인 의사는 다음과 같은 말로써 그녀를 집으로 돌려보내더라는 것이었습니다.

"이것은 식사 내용과 깊은 관련이 있습니다. 이 상태에서 투약을 한다면 더 나빠집니다. 야채를 많이 먹으면 반드시 좋아질 것입니다. 오늘은 허브 제제(製劑)만 드리겠습니다."

이러한 의사의 대응은 20년 전의 미국에서는 절대로 없었습니다. 이 미국인 의사는 나름대로의 영양학을 공부하고, 거기에다가 자기의 체험을 가미해서 이러한 지시를 하게 되었으리라 생각됩니다.

그런데 이 여성은 식생활을 바꿀 생각은커녕, 일본에 있는 아는 의사에게 증상을 호소하더라는 것입니다. 일본 의사는 대량의 항생물질과 두통약을 보내 왔습니다.

일본 의사는 영양학에 어두우니 이렇게 할 수밖에 없었을 것입니다. 보내 온 두통약을 복용한 이 여성은 더욱 심한 두통 증세와 기타 증세로 더 심한 고생을 겪고 있었습니다.

이 이야기를 들은 일본 의사가 이렇게 권하더라는 것입니다.

"뇌에 문제가 있을지도 모를 일이니, CT와 MRI로 검사해 봅시다. 곧 일본으로 오십시오."

일본으로 돌아간 이 여성은 반 년 뒤에 다시 미국으로 왔는데, 일본에서 한 각종 검사에서는 이렇다 할 이상이 없었고, '긴장성 두통' 이라는 진단이 내려졌다고 합니다. 물론, 그 증상의 정확한 원인은 그 뒤로도 밝혀 내지 못한 채입니다.

이 이야기를 들은 저자는 놀라지 않을 수 없었습니다. 비교가 안 될 정도로 오늘의 미국 의사들이 성실하면서도 타당한 진단을 내리고 있기 때문입니다.

이 미국인 의사에게서는 환자를 근본적으로 고쳐 주고자 하는 애정이 느껴지는 반면, 일본인 의사는 천편일률적인 서양 의학 일변도의 의료 방식입니다. 일본 의사는 그런대로 성의를 베풀고 있기는 하지만, 그것은 임상(臨床)에 밝지 못한 피상적 진료입니다. 검사 투성이 끝에, 화학 약제의 처방은 환자를 녹인다는 사실을 전혀 모르고 있는 의사인 듯합니다.

식사의 중요성을 깨닫고 질병을 미리 막으려는 자세를 취하는 것이 미국 의사이고, 언제까지나 서양 의학에 빠져 있는 것이 일본인 의사였는데, 여기에서 거론한 이 두 의사의 격차는 이대로 나간다면 더욱 벌어질 것이고, 그 피해는 결국 환자에게 돌아갈 것입니다.

'병명 진단, 약제 투여' 라는 고식적 방식을 버리고 '근본 치료' 를 주체로 해서 치료하지 않는다면, 치유될 수 있는 병도 낫지 않는다는 사실을 크게 외쳐 주고 싶을 뿐입니다.

물론, 미국의 의사 중에도 여기에서 거론한 일본 의사와 같은 사람이 많을 것입니다. 그러나 미국 의료계의 풍조가 의사로서의 진료 사상이 크게 전환되어 있는 것만은 사실이라 하겠습니다.

미국으로 돌아온 두통 증상의 그 여인은, "나는 긴장성 두통이라더군요."라고, 마치 그 병명이 원인이었던 것같이 말하더라는 것이었으나, 그러한 병명이 원인일 리가 없습니다.

'긴장성 두통'의 원인은 반드시 식생활의 문란에서 옵니다. 오늘의 일본 의료가 낙후된 이유는, 진단명이 곧 증상의 원인이라고 믿는 의사가 너무나 많다는 사실과, 또한 식사가 원인이라고 믿지 못하는 의사가 대부분인 점에 있습니다.

'병명 진단, 즉시 복용약 투여'로써 치유된다면 오죽이나 좋겠습니까마는, 그러나 뿌리인 원인을 고치지 않고서는 질병이 낫지 않게 되어 있다는 사실을 모든 의사가 깊이 인식해야 합니다.

3. 효소영양학 지식과 그 실천만이 건강 장수의 지름길

그렇다면, 어떠한 식생활 개선이 근본적으로 질병을 고치게 할까요? 이에 대한 해답이 곧 이 책의 주제입니다. 그리고 이 해답은 **효소가 들어 있는 먹거리, 즉 생식(生食)의 섭취**입니다. 생식 중에서도 특히, **날야채와 과일의 대량 섭취야말로 건강을 유지 향상시키는 지름길**입니다.

효소만큼 중요한 영양소는 없습니다. 효소라는 영양소가 수명을 지배하는 유일한 영양소인데, 이것은 체외에서 끊임없이 섭취하지 않는다면 체내의 효소가 소진되면서 결국 단명(短命)합니다.

'효소와 수명의 관계'에 관해서는 제5장에서 구체적으로 설명합니다마는 사실은 이제까지 영양소 반열에 제대로 오르지 못하고 있는 **효소야말로 가장 중요한 영양소**라는 사실을 강조해 두고자 합니다.

미국에서 많은 회원이 있고, 또한 **내추럴 하이진**(natural hygiene)[1] 이론에 따르는 식사를 실천하면서 참다운 건강 유지를 지향하는 활동을 활발히 펴고 있는 그룹이 미국에 있습니다. 이 사람들 거의가 '생식 플러스 알파'의 식사를 엄격히 지키면서 이상적 건강과 장수를 누리고 있습니다.

내추럴 하이진의 슬로건은 다음의 세 가지입니다.

---

① 식물성 먹거리(plant food)를 먹는다.
② 식품 전체(whole food)를 먹는다.
③ 날것(raw food)을 먹는다.

이 중 ③의 '날것 중심의 식생활' 이야말로 효소영양학의 진수라고 할 수 있습니다.

---

[1] 자연의 법칙에 따르는 생명과학 이론.
이에 관한 한국역본은 『상식을 뒤엎는 초건강 혁명』(마츠다 마미코 저, 남원우 역, 지성문화사 간행), 『아기에게는 무엇을 먹여야 하나』(마츠다 마미코 저, 남원우 역, 배문사 간행)이다.

효소가 살아서 들어 있는 먹거리, 즉 날것과, 효소가 듬뿍 들어 있는 효소 건강식품, 이 두 가지의 섭취로 건강이 촉진되고 보장될 뿐만 아니라, 수명을 크게 늘릴 수 있는 유일한 길이라 하겠습니다. '날것' 먹기가 용이한 사람일지라도 건강 기능제 섭취에 의문을 품는 경우가 있을지 모르겠습니다.

그러한 자연파(自然派) 지향의 사람마저도 쉽게 수용되는 건강 기능제가 바로 효소 건강 기능제입니다. 그 이유는 효소 건강 기능제란 효모균의 덩어리인 데다가 살아 있는 균체(菌體)의 집합물이므로 아주 자연에 가까운 물질입니다. 편의점에서 판매하는 일반적 건강식품과는 전혀 다른 물건입니다.

효소 건강식품은 장내균군(腸內菌群)인 유용균(有用菌)인데, 이것은 장내의 세균을 정상화하는 역할을 하는 동시에 위장 내에서 균체 내 효소가 활성화하면서 소화 활동의 최고 보조 역할을 맡고 있습니다.

제아무리 '생식'이 좋다 한들, 여간한 사람이 아니고는 '생식' 만으로 살아갈 수가 없습니다. 자연에 가장 가깝다는 점으로도 그러하거니와 효소 건강식품이 현대인에게 꼭 필요한 이유가 여기에 있습니다.

말기 암 환자나, '내추럴 하이진' 이론의 실천가라면 매일 빠짐없이 '생식'이 가능할지 모르겠으나, 대부분의 사람은 도저히 그렇지 못합니다.

때로는 밥을 먹어야 하고, 튀김이나 고기가 먹고 싶을 것입니다. 이러한 경우에 섭취해야 할 것이 바로 '효소 건강식품'인데, 이것은 '날것'에만 존재하는 효소를 인체에 보충해 주면서 소화를 크게 돕는 물질입니다.

건강 유지에 소화가 얼마나 중요한가는 이 책을 읽어 가면서 자연히 인식될 것입니다. 소화 불량이야말로, 모든 질병의 근원이라고 할 수 있는데, 이러한 견해로 볼 때 효소 요법은 더욱 귀중하게 여겨집니다.

건강과 장수에 가장 중요한 점은 효소가 존재하는 '날것'을 먹는 일입니다. 그러나 식사란 인생의 즐거움 중의 하나이므로 시도 때도 없이 '날것'만 먹는다면 맛에서 느끼는 즐거움이 반감될 것이므로 살아가는 재미가 없을 것입니다. 일반인이라면, 어쩌다가는 가열 조리한 먹거리 생각이 날 것입니다. 먹고 싶은 것을 굳이 참으면서 스트레스가 쌓이게 해서는 안 됩니다. 바로 이러한 경우에 '효소 건강식품'이 필요합니다.

효소영양학을 인식하고 이것을 활용한다는 것은 건강과 장수를 얻는 최대의 지름길이라 하겠습니다. 그리고 **건강에 다가설 지름길 역시 효소영양학을 알고 실천하는 일**에 그칩니다.

저자인 내가 지향하는 의료란, 이러한 지식과 질병 예방법을 환자에게 전함으로써 두 번 다시 같은 괴로움과 고뇌를 겪지 않게 해 드리는 일입니다. 이러한 의료지도야말로 21세기의 '궁극의 의료'라고 평가될 것입니다.

제2장
서양의료로서는 난치병을
고치지 못하는 이유

1. 의사는 자기의 병을 막지 못한다

질병이란 어느 것이나 예방이 가능합니다. 거의 모든 의사, 그리고 일반인은 적절한 예방법을 모르고 있는 탓에 병에 걸립니다.

예로부터 내려오는 '의사의 불섭생(不攝生)'이란 말은, 의사 자신이 질병 예방법을 모르고 있는 탓에 발병한다는 사실을 증명하는 말이기도 합니다. 의사는 '스스로 예방하지 못하는' 의료를 시행하고 있는 탓에, 자기 스스로의 병마저 미리 막지 못하고 병에 걸리고 맙니다.

"의사는 자기가 질병에 걸리는 것을 막지 못한다."는 말은 어쩌면 잘 이해가 안 되겠지만, 현실적으로 그러한 경우가 얼마든지 있는데 이러한 사람이 환자를 진찰하고 고치겠다니 모순된 일이 아닐 수 없습니다.

서양의료, 즉 현대의료란 '검사에만 뛰어난 의료'이지 '예방한다' 든지, '건강하도록 이끈다'는 일에는 매우 어설픈 의료라고 나는 생각합니다.

우선 치료용으로 쓰고 있는 서양의약(醫藥)에는 아주 큰 문제가 있습니다. 서양의약을 장기간 투여한다면, 그 종류를 막론하고 모두 생체에 해가 생깁니다. 흔히 말하는 '부작용'입니다.

그 이유는 이러합니다.

● 약은 질병의 원인을 개선하는 것이 아니다〔서양의약의 성분은 매우 '순수'한 화학물질이므로 그것이 체내에 들어가면 전신의 항상성(恒常性)이 급격히 상실된다.〕.
● 장내에 존재하는 100종의 100조(兆)에 이르는 균 중의 유용균이 크게 손상되어 죽음 직전에 처한다 (특히, 항생물질과 항암제는 유용균까지 죽인다.).
● 강력한 부작용을 일으킨다 (병을 고치는 것인지 악화시키는 것인지 분간하기 힘든 경우가 허다하다.).
● 질병 예방에는 무력하다(놀라운 일이지만, 현 단계에서는 사실이다.).

왜 서양의약으로는 예방할 수 없을 뿐만 아니라 도리어 문제가 생기느냐 하면, 서양의약은 비자연적인 순수 화학 성분이므로, 체내에 이것이 들어가면 생체의 균형이 극단적으로 깨지기 때문입니다.
인간은 자연계에 존재하지 않는 이러한 물질을 섭취하지 못하게 꾸며져 있습니다. 따라서 자연물(自然物)이 아닌 서양의약을 지속적으로 복용한다면 '부작용'이 나타납니다. 그것으로 병을 예방한다는 것은, 당치도 않는 말입니다.

2. 한방약의 한계

그렇다면 한방약은 어떨까요?

서양의약에 비교해 볼 때, 한방약의 성분 구성은 매우 복잡하므로 부작용이 없거나 또는 아주 적다고 할 수 있습니다. 그러나 한방약이 반드시 좋기만 한 것은 아닙니다. 한방약에도 문제가 없지 않습니다.

시중의 한방약은 거의 모두 100℃ 이상의 고온으로 끓인 것을 열차폐(熱遮蔽, heat shield)한 것입니다. 그 결과 거기에 있어야 할 효소는 모두 죽어 있습니다. 한방약은 이러한 결점이 있습니다.

100℃ 이상의 가열로는 유효 성분(약성분)을 제대로 빼낼 수가 없습니다. 최근의 어느 학술 보고서에서는, 100℃ 이상의 가열로는 약성분의 대부분이 죽는다고 발표한 바 있고, 반드시 저온에서 기술적으로 추출해야 한다고 밝히고 있습니다.

그렇다면 한방약의 유효 성분에는 한계성이 있다는 이야기입니다. 다시 말하자면 그 약효는 미흡하다는 것입니다.

한방약의 또 다른 문제점은, 그것을 복용해도 질병의 원인을 근치(根治)하는 요법이 안 된다는 점입니다. 질병의 근본 원인은 장 속의 부패이므로, 이것을 고치지 않고서는 질병의 호전은 바랄 수가 없습니다. 아무리 좋다는 한방약을 장기간에 걸쳐서 복용한들 질병의 개선은커녕, 도저히 근본 치료에 연결되지 않습니다.

원인을 근치하는 요법은 오로지 '식사 내용의 개선'에 있습니다. **서양의료나 중국의료건, 치명적 결함은 근본을 다스리지 못하는 데에 있습니다.**

3. 일본 의사가 배워야 할 점

일본 의료가 앞으로 크게 변혁되려면, 원인 근치요법(식사 개혁)을 중시해야 한다는 인식을 모두가 가져야 합니다.

환자가 올바른 식사법을 지킨 '식생활 개혁'으로써 질병이 낫는다면 그야말로 큰 영향력이 생길 것입니다. 그렇게 되면 당장 다른 환자에게 영향을 줄 것이고, 그것은 또 다른 환자에게 충격적 영향을 미치게 되면서 그 파장은 넓어져 갈 것입니다.

결국 '이 방법이야말로 참다운 건강으로 가는 길'이라는 결론이 확고부동하게 뿌리내릴 것입니다. 이렇게 되기만 한다면, '의료'는 개혁되지 않을 수 없습니다. 의사들이 '원인 근치요법'을 알아차리게 되었을 때, 일본의 의료는 단숨에 격변할 것입니다. 이 경지에 이른다면 성공입니다. 이때, 비로소 환자 수가 감소하기 시작할 것이기 때문입니다.

미국 의료가 서서히 변해 왔듯이, 일본 의료 역시 원인 근치요법이라는 '최선의 건강법'으로써 환자 우선 치료를 원용(援用)하지 않으면 안 될 시대에 이르렀습니다.

4. 결과에만 대처하는 서양의학으로서는 원인을 근절시키지 못한다

서양의학에서는 질병의 원인을 규명함에 있어서 어디까지나 질병 그 자체를 해부학적 메커니즘의 관점에서 해석합니다. 그 방법이란 극히 즉물적(卽物的)인 동시에, 기본적으로는 '질병의 존재를 우선 명확히 밝힘으로써 질병 그 자체가 원인'인 듯이 규정합니다. 그러므로, 그에 대한 치료는 어디까지나 '나타나 있는 증상에 대해서' 취하게 됩니다. 그러므로 이러한 치료법은 어디까지나 대증요법(對症療法)일 뿐, 근본적 원인 근치요법이라고는 할 수 없습니다.

사양의학의 치료법이란 해부에 근거한 현상을 포착(捕捉)하는 방법이므로 해부학적 면에서 어떠한 이상이 생겼는가를 파악하고, 그 직접적 원인(눈에 보이는, 나타난 증상)을 제거하는 방법입니다.

대표적인 생활습관병(성인병)에 대한 서양의학의 접근법은 다음과 같습니다.

◀ 서양의학에 따른 질병 진단과 그 치료법 ▶

(1) 폐렴

폐 일부의 염증으로 엑스레이에서 그늘[陰影]이 나타난 상태.

염증의 원인은 세균 감염이므로 그 치료법은 항생물질의 투여입니다.

(2) 협심증

심장 근육에 영양을 공급하는 관상동맥의 일부가 경련을 일으켜서 좁아진 탓에 그 부분의 혈행이 악화됨으로써 혈관 지배 근육에 영양이 도달하지 못하자 괴사함으로써 심장에 중대한 장해가 생긴 상태입니다. 경우에 따라서는 죽음에 이르기도 합니다. 치료법은 관상동맥 확장제를 투여해서 관상동맥을 넓히거나, 바이패스 수술 또는 소식자(消息子) 삽입 등으로, 어떻게든 좁아진 관상동맥을 직접 넓히는 데 주력합니다.

(3) 위궤양

위(胃)이 점막 일부가 손상되어 구멍이 생긴 상태입니다. 그 원인은 위산(胃酸) 과다입니다. 최근에 이르러서는 여기에 다시 필로리균을 중시합니다.

치료법으로는 항궤양제 투여인데, 요컨대 위의 움직임을 정지시키면서 위산 분비를 극력 억제하는 한편, 필로리균 제거용의 항생제를 투여합니다.

(4) 고혈압

혈압이 높은 상태를 가리킵니다. 구체적으로는 위[上]가 160

이상이며 확장기압(擴張期壓)인 하(下)가 100 이상인 상태입니다. 치료법은 각종 강압제(降壓劑)를 투여하고, 식사에 염분을 제거하는 것입니다. 요컨대, 혈압 그 자체가 높은 현상만을 문제 삼습니다.

(5) 당뇨병

공복시 혈당치가 높고, 하루 내내 혈당치가 100 이하가 안 되는 상태를 가리킵니다.

치료법은 칼로리 제한과 혈당강하제 투여입니다. 그래도 혈당치의 강하가 없으면 인슐린을 주사합니다.

(6) 류마티스

원인 불명인데, 자기면역증이라고 보고 진단 기준이 명확히 규정되어 있습니다. 그 기준에 거의 해당되면 '만성 관절 류마티스'라는 진단을 내립니다.

치료법은 통증 억제 등의 전형적인 대증요법뿐입니다.

(7) 암

내장의 각 장기에 암종(癌腫, 악성 종양)이 나타난 증세입니다. 장기에 따라서 '××암'이라고 호칭한다. 백혈병은 혈액의 백혈구가 암화(癌化)해서 이상증식하거나, 감소해 가는 증상입니다. 악성 림프종(腫)은 림프가 암화한 증세입니다.

치료법은 수술, 항암제 투여, 방사선 조사(照射)의 세 가지를 증세에 따라서 선택합니다.

(8) 요통, 배근통(背筋痛), 좌골신경통

통증이 허리에 있으면 요통이요, 등에 있으면 배근통, 하반신의 한쪽에 나타나면 좌골신경통이라고 합니다. 원인은 거의가 뼈의 변형인데, 특히 척추의 추골(椎骨)이 좁아졌거나, 추간판(椎間板) 헤르니아로 인해서 그 부분에 따라서 통증이 옵니다.

치료법은 진통제거제나 견인(트랙션)이 보통이지만 경우에 따라서는 수술을 합니다.

(9) 만성 간염, 간경변

C형이나 B형의 바이러스가 원인입니다.

치료법은 인터페론이나 강력 미노퍼겐 점적(點摘)이 주종을 이룹니다.

이 외에도 증세가 부지기수이지만, 이 정도를 열거(列擧)합니다. 요컨대, '육체에 나타난 현상에 대해서 질병을 정의(定義)하는 것이 현대의학적 사고(思考)' 입니다. 이렇게 정의하기 위해서 각양각색의 최신 기기(器機)를 동원해서 진단을 내립니다. 확실한 현상 진단이므로 매우 신뢰할 수 있으나, 문제는 이 진단 및 병명이란, "결과일 뿐이지, 원인은 아니다."라는 점입니다.

질병의 발증(發症) 과정을 살펴보면 그것은 너무나 얕은 결과만을 다루고 있다고밖에 볼 수가 없습니다. 더구나 곤란한 일은 앞에서 열거한 치료법만 보더라도, 질병의 뿌리 깊은 근원에는 손도 대지 못하고 넘어간다는 점입니다.

현대의학은 어디까지나 '결과적인 증상에 대한 대처법'이므로 일시적으로 호전은 되지만 뒷날 반드시 재발하거나 예상치 않은 여러 가지 문제가 나타날 가능성이 높습니다.

5. 일본 의사가 모르고 있는 '진짜 원인'

이상에서 설명한 바 있는 현대의학적 생각에 대해서 저자인 나는 질병의 원인에 관해서 이렇게 생각합니다.

질병은 그 어느 것이든, 식생활의 문란과 강력한 스트레스, 또는 이 두 가지가 합쳐서 발증(發症)의 최대 원인으로 작용합니다. 따라서 전기(前記)한 바의 질병에는 모두 장(腸)의 부패가 반드시 있을 것이며, 진짜 병인(病因)은 바로 그것입니다.

식사가 엉망이거나 심한 스트레스를 겪고 있는 경우, 장에서는 유용균이 격감하는 한편, 부패균이 증식함으로써 장내(腸內) 부패(이상 발효)를 이루는 결과 대변이 몹시 구리거나, 설사를 하게 되거나, 대변의 형태가 비정상이거나, 지독한 냄새의 가스가 나오거나 합니다.

이러한 소화불량에 의한 장내 부패는 깨끗해야 할 혈액을 심하게 오염시킵니다. 혈액은 걸쭉한 상태가 됨으로써 적혈구가 서로 엉키거나 '아캔소사이트' 라는 감염을 가져오는 적혈구를 만들어 내거나, 림프구(면역계)가 감소하거나, 중성 지방 또는 콜레스테롤이 증가하는 등... 어떻든 혈액이 오염됩니다.(사진 ①~④ 참조) 이러한 상태가 계속된다면 결국에는 감염바이러스의 번식을 허용하는 결과가 됩니다.

더럽혀진 혈액은 심장에서 협심증을 일으키고, 혈전(血栓)으로 인하여 심근경색을 일으키게 됩니다. 그것은 또한, 각 장기에서 돌연변이 현상을 일으킴으로써 암을 유발시키거나, 각종 감염증을 나타내거나, TCA에너지 회로[1]가 원활히 작동치 못하는 탓에 산(酸)을 근육에 방출함으로써 극심한 통증이 생깁니다.

그것은 적혈구 연전형성(連錢形成)이 강하게 생긴 결과인데 내치핵(內痔核)·협심증·백내장·현기증(메니엘 증상)·생리통·생리불순·자궁근종·정맥류(瘤)·수족의 냉증·전신적 통증과 결림 등의 증상이 나타나기 마련입니다.

경우에 따라서는, 혈액이 오염되기 전에 장내(腸內) 부패가 격증함으로써 위염·위궤양을 일으키는 수도 있습니다.

모든 질병은 결국 혈액 오염에서 시작된다고 해도 과언이 아닙니다.

---

1) 쿠엔산(酸) 회로(回路).

현대인의 적혈구를 검사해 보니…

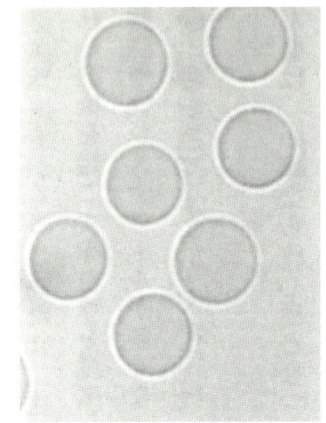

① 정상 적혈구 상태

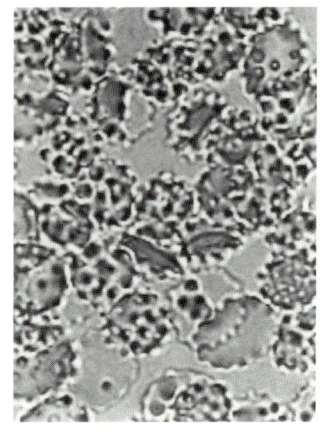

② 연전형성(連錢形成) 상태의 적혈구

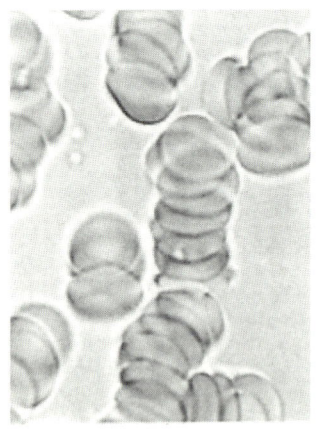

③ 장내 부패로 생긴 적혈구 상태

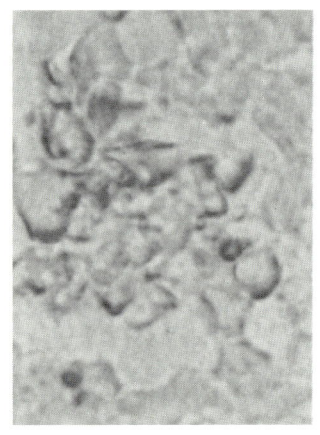

④ 요산(尿酸) 결정 덩어리(요산은 통풍·신부전의 원인)

6. 장내(腸內) 부패가 질병의 시작이다

앞에서 설명한 발병에 이르는 경로를 표시하면 이렇게 됩니다.

| 문란한 식생활 스트레스 | → | 장내 부패 | → | 혈액 오염 | → | 각종 질병의 발등 |

"모든 질병은 장(소장·대장)에 근원(根源)한 이상(異常) 상태로 인해서 생긴다."라는 이치는 수목(樹木)을 관찰해 본다면 쉽게 이해할 수 있습니다.

수목은 뿌리를 땅에 박고 몸체를 지탱하고 있는데, 뿌리는 단지 나무의 본체를 받치고 있는 것만은 아닙니다. 뿌리는 영양 흡수용 세포를 지니고 있는데, 이것으로 땅에서 영양을 흡수함으로써 나무의 각 부분에 영양을 배송(配送)하고 있습니다. 흙은 수목의 영양원(源)이며, 뿌리는 영양을 흡수하는 '흡수장치'입니다.

이 구조를 인간에게 적용시켜 본다면, 뿌리에 해당하는 부분이 어디이며, 흙에 해당하는 부분이 어디이겠습니까?

우선, 영양흡수세포는 인간의 어디에 해당할까를 생각해 보십시오. 인간의 영양흡수세포는 소장(小腸)에만 있습니다.

소장 전체에는 장융모(腸絨毛)가 빼곡히 결을 이루고 있습니다. 개인차가 다소 있기는 하지만, 소장 길이는 대체로 600~700cm라고 하며, 그 내강(內腔)에는 3,000만이나 되는 장융모가 밀집해 있습니다. 각 융모는 각기 5,000개에 이르는 영양흡수세포를 지니고 있습니다. 그러므로 소장 전체에는 1,500억 개에 이르는 영양흡수세포가 있다는 계산입니다.

이 융모(絨毛)는 장 속을 흐르는 걸쭉히 소화된 먹거리 액체에서 마치 나무뿌리가 영양을 흡수하듯이 영양을 빨아들이고 있습니다. 따라서 나무뿌리는 '소장의 융모'에 해당하며 흙은 '소장의 내강(內腔)'에 해당한다고 하겠습니다.

또한, 수액(樹液)은 흡수한 영양을 운반하는 매개체인데, 그것은 인간의 '혈액'에 해당합니다. 나무의 엽록소는 영양을 저축한 물질인데, 인간으로 친다면 '적혈구'와 같습니다. 잎은 대기(大氣)와의 가스 교환을 맡고 있으니, 인간의 '폐와 기관지'에 해당합니다.

여기에서 새삼스러이 평가해야 할 일은 토양의 위대한 존재성입니다. 일찍이 『식물은 어떻게 해서 5,000년이나 살고 있는가』라는 책이 간행되었는데,[2] 그 내용에 모두 놀랄 것입니다. 나무는 평균 5,000년 이상의 수명을 지닌다는 것인데, 그것은 어디까지나 제대로 된 토양의 나무일 경우입니다. 토양은 나무의 영양원(源)이므로 당연한 이야기입니다.

만약, 영양원인 토양을 파내고 거기에 쓰레기를 처넣고 농약을

---

2) 스즈끼 에이지 著, kodan-Sha 刊, 2002.

듬뿍 뿌린 후에 나무를 그 자리에 심는다면, 이 수목은 제대로 살아갈 것이며, 커갈 수 있겠습니까? 당연한 일이지만 그 답은 No! 입니다. 아무리 싱싱했던 나무일지라도 조만간에 죽습니다.

사람도 이와 똑같습니다.

'소장 속'은 토양과 같은 장소이므로, 여기를 부패균으로 채운다면 사람은 '시들어 버리는 상태(=질병)'가 됩니다.

장(腸) 속에는 소장, 대장을 합해서 100조(兆) 개가 넘는 세균이 있는데 그것은 마치 꽃밭 같아서 훌로라〔(細菌叢)〕라고 불립니다.

세균총(훌로라)에 운집해 있는 세균의 질(質)이 건강을 좌우합니다. 사람에게 유용한 세균군(群)은 선균(善菌, 유용균)이라고 불리며, 과히 유용치 않거나 적극적 해를 미치는 균은 악균(惡菌)이라고 합니다.

'선균'이 많고 '악균'이 적으면 사람은 건강하지만, '악균'의 증가로 '선균'의 수가 감소된다면 각종 질병이 나타납니다. '악균'의 발호(跋扈)는 곧 장 속이 부패함으로써 부패균이 득세하고 있다는 증거입니다.

요컨대, 장내(腸內) 세균총(훌로라)의 균형이 중요합니다. '선균'은 주로 유산구균군(乳酸球菌群)과 20종류 이상의 비휘즈스균군(菌群)인데, 이것들이 장내에서 득세하고 있다면 사람은 아주 건강한 상태를 유지합니다.

그런데 웰슈균이라든가, 각종 대장균을 비롯한 '악균'의 증식이 심해지면, 장내의 '선균'은 줄어들고 '악균' 세상이 됩니다. 이때, 병원(病原) 바이러스는 기다렸다는 듯이 체내로 침입합니다.

나쁜 세균총(홀로라)으로 가득한 장내는 부패 상태가 되면서 가스의 냄새가 고약하고, 변 역시 코를 찌르는 악취입니다. 이러한 상태를 방임한다면 '니토로소아민' 등의 질소 잔류물의 증가로 말미암아서 대장암·위암·식도암 등에 걸리기 쉽습니다.

혈액 역시 걸쭉해지는데, 이것이 온몸을 돌면서 두통·어깨 결림·요통·경통(頸痛)·등 결림·콧물·코골음·현기증·이명(耳鳴)·수족의 냉증·트림·코피·설사·변비·생리통·불면증 등의 증상을 일으키는데, 이것들은 다시 여러 가지 질병에 연결됩니다.

각종 암 역시 여기에서 시작된다고 할 수 있습니다. 최근에는 류마티스 등의 교원병(膠原病) 역시 장내의 부패균 때문이라는 사실이 밝혀졌습니다.

7. 장(腸)의 부패를 초래하는 8대 해물(害物)

문제의 악균 소굴인 세균총을 이루게 하는 '나쁜 먹거리'와 '나쁜 습관'은 아래와 같습니다.

(1) 담배

담배는 백해무익한 대표적 독물(毒物)입니다.

(2) 흰 설탕

흰 설탕 역시 담배나 다름없는 독물입니다.

(3) 악성 유지

산화한 기름, 트란스형(型) 지방산, 리놀산 등은 무서운 해독을 끼칩니다. 리놀산은 필수지방산이지만 α-리노렌산(酸) 유지와 1 : 1의 비율로 섭취해야 합니다.

그런데, 현대인 대부분은 리놀산 20에 α-리노렌산 1 정도로밖에 섭취하지 않고 있는 결과, 각종 난치병에 시달립니다.

(4) 동물성 지방

고기 · 생선 · 달걀에는 당연히 영양이 있지만 혈액을 오염시키는 성분으로 가득합니다. 거기에는 식이섬유가 전혀 없을 뿐 아니라, 비타민 · 미네랄 역시 편중되어 있습니다. 고(高)단백질이 질소잔류물을 생성함으로써 장내 부패의 큰 원인을 제공합니다. 더구나, 지방이 포화(飽和)되어 있으므로 동맥경화의 큰 원인으로 작용합니다.

생선의 지방은 불포화(不飽和)이지만, 산화(酸化)하기 쉬운 결점이 있습니다.

(5) 가공식품

많은 가공식품에는 식이섬유가 전혀 없거나, 있다 해도 극소량입니다. 그러므로, 이것들은 장내에 숙변을 저장케 함으로써 부패의 원인으로 작용합니다. 또한, 이것들에 포함된 첨가물은 독소로서 작용합니다.

(6) 알코올 · 커피

술의 과음은 반드시 삼가야 합니다. 커피 역시 같습니다. 이것들은 위(胃)의 분비작용과 신경반응을 혼란시키고, 소화 배설 기능에 이상(異常)을 초래합니다.

(7) 가열 조리식(食) 위주의 식사

가열한 야채만 섭취하고 생것을 먹지 않는다면 아무 효과가 없습니다, 효소가 외부에서 공급되지 않으므로 체내효소가 엄청나게 소비됨으로써 조만간에 무서운 질병이 생길 가능성이 짙습니다.

"단명(短命)의 최대 원인은 가열식(加熱食)에 있다."라고 해도 과언이 아닙니다.

(5)의 가공식품 역시 가열식(加熱食)임을 명심하십시오.

(8) 항생물질 등

경우에 따라서 항생물질은 '악균' 만이 아니라 '선균' 까지도

전멸시킵니다. 다량의 항생물질을 장기간에 걸쳐서 상용(常用)한다면 '선균'은 거의 전멸하고, 내성(耐性)을 지닌 '악균'이 득세하게 됩니다.

또한, 진균(眞菌, 곰팡이)의 창궐로 온몸은 곰팡이 소굴로 변합니다. 이렇게 되면 당연히 병원(病原) 바이러스의 침입이 있는데, 이로 인해서 면역력이 뚝 떨어짐으로써 암 등의 난치병에 걸릴 위험도가 높아집니다.

서양의료의 약제는 긴급한 경우에 약간을 단기간 내에 사용할 것이며, 장기간에 걸친 상용(常用)은 극도로 삼가야 합니다.

8. 장(腸)에서 시작되는 생체의 부조화(不調和)

영국 국왕의 시의였던 외과의사 A. 레인 박사는 아래와 같이 말했습니다.

"모든 질병의 원인은 미네랄이나 비타민 등의 특정 식이섬유와 섬유질의 부족, 또는 자연 방어균의 훌로라 등, 생체의 정상 활동에 필요한 방어물의 부족에서 생겨난다. 이러한 상태가 되면, '악균'이 대장에서 번식하게 되며, 이로 인해 생긴 독은 혈액을 오염시킴으로써 생체의 모든 조직 · 선(腺) · 기관(器官)을 서서히 침식 · 파괴해 간다."

또한, 장(腸)의 오염을 고치면서 궁극적 되젊어지는 건강법의 창설자인 미국의 B. 젠센 박사는 레인 박사의 이러한 말에 이어서 아래와 같이 강조하고 있습니다.

"레인 박사가 외과의사로서의 임상 체험에서 발견한 바는, 장(腸)이 체내의 각 기관과 연계해서 기능하고 있다는 사실을 증명하고 있다. 생체의 건전함이란, 각 기관조직 하나하나의 건전성에 의존해 있다. 어떤 하나의 조직, 또는 하나의 기관이 쇠퇴한다면, 그것은 온몸에 파급한다. 가령, 장이 기능 부전(不全)에 이르면 이것은 생체의 다른 기관에 전염된다. 이것은 장에서 시작하는 도미노 현상이다."

현명한 이 두 의사의 말은 모두 '장(소장과 대장)의 부패가 질병의 근본원인'임을 결론짓고 있습니다.

거듭 말합니다마는 장(腸)의 속은 토양이나 다름없습니다. 그 상태가 좋으냐 나쁘냐에 따라서 건강이 좌우됩니다. 그리고, 이 '장내의 세균총'에 가장 중요한 영향을 주는 인자(因子)의 하나가 바로 '먹거리 효소의 존재'입니다.

제3장
지금, 왜 영양학에 눈을 돌려야 하나

1. 나는 이렇게 치료하고 있다

저자는 2001년 3월에 시즈오카(靜岡) 현(縣)에서 도쿄(東京)로 옮겨와 이 곳에서 보험외(保險外)의 자유진료(自由診療)[1]를 시작하였습니다.

이러한 일들이 매우 모험적 행위로 비쳤던지 나의 친구 의사들은, "도대체, 웬일인가? 왜 그러는가?"라면서 걱정을 하거나, 심지어는 "시즈오카에는 환자가 그렇게도 없던가?"라며 동정어린 말과 더불어, "기왕 시작했으니, fighting!"이라면서 위로 반, 격려 반의 말을 건네는 것이었습니다.

사실 나는 시즈오카 현의 이와타 시(磐田市)[2]에서 16년간에 걸친 개업의를 경영했는데, 환자가 없기는커녕, 매일 70여 명 이상으로 붐볐습니다.

그럼에도 불구하고 나는 도쿄로 왔습니다. 그것도 '자유진료의(醫)'로서, 왜 이렇게 했느냐 하면 무엇보다도 '약을 쓰지 않고 하는 진짜 의료'를 본격적으로 해 나가겠다는 의욕이 첫째 이유였습니다.

둘째 이유로서는 나같이 환자 하나하나에게 시간을 쓰는 의사로서는 이와타 시(市)에서의 상황은 너무 바빴기 때문입니다. 개

---

1) 의료보험을 적용하지 않는, 환자 전액부담으로 하는 진료. - 역자.
2) 일본 J리그의 「쥬비로 이와타」로 유명한 지방도시.

업 당초에 그 고장 의료에서는 매일 100명 이상의 환자가 몰렸고, 그 후로도 하루 평균 70여 명이라는 환자를 다루었는데, 이것은 미친 짓이나 다름없는 일이었습니다.

도쿄로 옮겨온 나는 환자를 하루 7명 전후로 한정하고, 한 사람을 50~60분에 걸쳐서 진료하는데, 주로 암·류마티스·천식 등의 난치병을 중점적으로 보고 있습니다. 그래서인지 대학병원 등에서 포기한 암환자조차 치유되는 경우가 많아졌으니 감사할 일이 아닐 수 없습니다.

현재, 나의 치료법은 진짜 '정통적(正統的) 대체요법'이라고 자부하고 있는데, 그 내용은 이러합니다.

① 병이 치유되는 식사요법의 철저한 지도
② 최상품의 건강식품의 섭취 지시
③ 원적외선 치료기기 및 침구 등의 물리요법

위의 세 종류를 석의(適宜) 구사한다면 각종 난치병 거의가 개선(改善)됩니다. 위염·장염은 물론이고, 수시로 감기에 시달리는 사람도 감기와는 담을 쌓게 되고, 요통·경통(頸痛)·슬통(膝痛)·등결림·좌골신경통 등은 부지중에 완치되고, 비염·천식·두통도 거의 완치됩니다.

암·류마티스 등의 생활습관병 역시 대부분은 개선되니 놀라울 뿐입니다. 이 사실을 인지(認知)하려면 실제로 체험하는 것이 최선의 길입니다.

어째서 낫는가?

그 밑바닥에 있는 것은 질병을 뿌리부터 고치는 치료법입니다. 제아무리 건강 기능 식품이 효과가 뛰어나다 해도, 질병의 근원인 뿌리를 다스리지 않고서는 치유율(治癒率)은 반감합니다. '뿌리의 다스림'이란 제2장에서 설명한, '오염된 장의 개선'이 곧 그것입니다.

오염된 장을 깨끗이 하는 첫째 단계는 '쓰루미식(鶴見式) 반단식(半斷食)'의 실천입니다. 이어서 '당연히 질병이 나아질 먹거리'를 지속적으로 섭취하는 일이 중요합니다. 이러한 일련의 '식사 내용의 개선'은 최신 영양요법의 활용에 그 요체가 있습니다.

'무엇이 최선이냐' 하면, 1985년 이전과 다른 오늘에 있어서는 효소와 파이트 케미칼[3]이 영양소로서 절대적으로 필요한 물질이라는 것입니다. 이 사실을 알게 됨으로써 이러한 방법을 채택한 식사지도 없이는 원래의 건강체로 되돌아가지 못한다는 사실이 분명히 밝혀졌기 때문입니다.

저자인 내가 쓰고 있는 영양요법이란, 효소와 파이트 케미칼을 듬뿍 쓰는 방법이므로 '최신요법'이라고 할 수 있습니다.

21세기 의료의 중심은 이러한 새로운 진짜 영양요법을 의사·영양사 가리지 않고 공부함으로써, 그에 따라 환자를 지도해 나가는 방향이 될 것입니다. 왜냐하면, 장(腸)을 깨끗이 하고 진짜로 좋은 영양을 섭취하지 않는다면 질병은 결코 낫지 않기 때문입니다.

---

3) 항산화물질

원인인 장을 다스리지 않고서 어떻게 해서 질병의 근원을 뽑겠다는 것입니까? 장의 독소(숙변)를 제거하고서야 최신의 영양소를 중시하는 식사지도 반〔(半)단식을 포함〕를 하고 있는 이유가 바로 여기에 있습니다. 구체적 증례(症例)는 제10장을 참고하시기 바랍니다. 그런데, 오늘의 의료 현실은 아직도 칼로리 계산만을 중시하는 영양지도에 골몰하고 있는 영양사(營養士) 천지입니다.

2. 미국의료는 왜 격변했는가?

지금 미국의료는 급격히 변해 가고 있습니다. 물론, 지금도 현대의학이 주종을 이루고 있음이 사실이지만, 서양의료 이외의 각종 대체의료가 증가하면서 확고한 지반을 이루고 있는 것이 오늘의 미국 실정입니다.

한 마디로 '대체의학'의 종류는 여러 가지입니다. 침, 한방약, 기공 등을 중심한 중국의학, 아유루베다, 요가 등의 인도의학, 식사요법, 영양요법, 이미지요법, 허브요법, 아로마테라피 등등, 그 가짓수는 끝이 없을 정도인데, 사양의료 이외의 이 모든 요법을 통틀어서 '대체요법'이라고 호칭하고 있습니다.

허다한 대체요법 중에서 오늘의 미국 의사들은 1980년경까지만 해도 거들떠보지도 않던 분야에 눈을 돌리고 있는데, 그것이 바로 '영양학'입니다.

　미국의 개업 의사들은 최근에 이르러서 거의가 영양학 공부를 하기에 이르렀습니다. 이미 설명했듯이 그 계기는 1977년 1월에 발표된 '상원(上院) 영양문제 특별위원회 보고서'인 세칭「맥거번 보고서」였습니다.

　이 보고서는 5,000 페이지에 이르는 방대한 분량인데, 많은 부분에서 '식생활의 문란이 바로 모든 질병의 원흉'이라는 내용이 다양한 입장에서 논술되어 있습니다. 이 보고서의 발표 후로 '먹거리와 질병의 인과관계'가 광범위하게 조사되면서, 그 결과가 허다한 부문에서 뒤를 잇고 보고되었습니다. 이 연구 결과에 접한 의사들은 그들의 의식을 크게 바꾸지 않으면 살아남을 수 없게 되었습니다.

3. 일본인보다 미국인이 먼저 알아차린 '대원칙'

　2000년 저자인 나는 LA의 호르몬요법 권위자인 M. 레뷔 박사와 대화를 나눈 바 있습니다. 박사는 나에게 아래와 같이 말했습니다.

　"천연형 호르몬 치료는 효과적이지만, 그에 앞서서 해야 할 일이 있습니다. 질병은 모두 원인이 있는데, 그것은 스트레스와 나쁜 식사

습관입니다. 즉, 이것을 먼저 고치고 본 치료에 손을 대지 않으면 훌륭한 효과를 얻지 못합니다."

이 말에 나는 내 귀를 의심했습니다. 사실 레뷔 박사는 천연형(天然型) 호르몬의 연구자였기 때문이었습니다. 미국 의사는 거의 누구나 레뷔 박사 모양으로 '원인을 탐구하는 학문으로서의 영양학'에 크게 주목하고 있는 것이 사실입니다.

그런데, 미국의 일반인 및 환자의 의식은 어떠냐 하면, 모두라고는 할 수 없지만 적어도 부유한 지식층 사람들의 식생활에 대한 의식은 크게 변화하고 있습니다. 인텔리층 사람들은 새로운 의학정보 입수가 비교적 손쉽다는 것이 그 이유인 듯합니다.

한편, 빈곤층 사람들은 아직도 '정크 푸드(junk food)'에 젖은 식생활을 계속하고 있는데, 이들이 좀더 옳은 의학정보에 접하면서 식생활을 바꿔 간다면 미국의 암은 더욱 크게 감소하리라 믿습니다.

미국인의 암 이환율(罹患率)은 1990년을 경계로 해서 감소 추세에 있으며, 그 후의 5년간에는 연평균 0.7%씩 감소했습니다. 같은 기간의 암 사망률 역시 연평균 0.5%씩 감소되었다는 발표는 놀라운 일입니다([표 1], [표 2] 참조).

1995년 이후의 데이터는 아직 공표되지 않았지만, 대부분의 국민이 더욱 먹거리의 중요성에 주의를 쏟는다면 가까운 장래에 암은 급격히 감소되리라고 예상합니다.

0.7%의 숫자는 아직 만족스러운 것이 아니지만, 일본의 현상(現像)과 비교해 본다면 감소해 가고 있는 현상(現像) 자체가 놀라운 일이 아닐 수 없습니다.

이러한 암의 이환율(罹患率) 및 사망률의 감소는, 아직 경이적 숫자라고는 할 수 없으나, '암은 식원병(食原病)'임을 증명하는 것이라 하겠습니다. 아니, 암만이 아니라 모든 질병은 결국 먹거리 여하에 달려 있습니다. 미국인은 "먹거리 여하가 암(질병)을 낳고, 식생활 개선이 암(질병)을 예방한다."라는 질병에 관한 대원칙을 알아차린 것입니다.

4. 미국의 의료소송 러시가 증명하는 바는…

미국이라는 나라는 어느 면에서 보면 괴상한 바가 있습니다. 원인이 분명한 경우에는, "그로 인해서 암에 걸렸으니, 어떻게 해 주겠느냐?"라고 소송을 제기하곤 합니다. 그 대표적인 것이 담배재판입니다. "폐암 환자의 대부분이 골초들이었다. 담배를 많이 피우면 폐암에 걸린다는 경고는 어디에도 없었다. 그래서 오랜 세월에 걸쳐서 담배를 피워 왔더니 암에 걸렸다."

이러한 명분을 내걸고 재판을 하였더니, 원고(原告)가 승소했다는 보도를 일본에서도 놀라움으로 접한 바가 있습니다.

일본에서는 담배란 원래 나쁜 것이라고 모두 알고 있는데, 그러면서도 금연을 못하고 굳이 피워 온 탓에 암에 걸렸다면 자업자득(自業自得)이 아닌가라고 생각하는 것이 일반적 감각이므로 이러한 점이 미·일 간의 차이인 듯합니다.

최근에 이르러서 비슷한 취지의 재판이 시작되었습니다. 그것은 '정크 푸드(junk food)재판'입니다. 정크 푸드란, 말하자면 포테이토 칩스·햄버거·각종 인스턴트식품 등의 모든 패스트 푸드(fast food)류를 가리키는 말인데, 이러한 식품을 매일 먹은 탓에 "비만해졌다, 병에 걸렸다. 그러니 어떻게 보상해 주겠느냐?"라는 재판이 시작되었습니다.

제1차 소송에서는 원고 측이 패소했는데, 이것은 예상한 바였다는 평입니다. 담배소송 역시 같았기 때문입니다.

2002년 11월에 제2차 소송이 전개되었는데, 항간의 평은 담배소송 모양으로 결국 정크 푸드 측이 패소하리라는 예측을 깨고 2003년 9월의 판결은 다시 원고의 패소였습니다.

법원에서는 "질병에 걸린 것은 각자 개인의 책임이다."라는 판결이었는데, 이것은 획기적 사실입니다.

현재로서는 정크 푸드 측의 승소이지만, "자기의 의사(意思)로 이러한 유해 먹거리를 먹지 않으면 될 일이니 원고의 패소는 당연한 일"이라고 생각하는 것이 동양인의 일반적 생각입니다. 그러나 미국에서는 "유해한 것은 팔아서는 안 되므로, 이것을 산 사람에게 죄가 없다."라는 감각이 지배적이므로 제3심 판결이 볼거리입니다.

이러한 소송 러시는 그것을 뒤집어 본다면, '담배나 정크 푸드가 암의 원인'임이 명확화(明確化)되었음의 증명이 아니겠습니까?

5. 정크 푸드와 발암물질

"정크 푸드는 독소가 강하므로 이렇게 몸에 좋지 않은 음식을 많이 먹는다면 병에 걸린다."라는 풍조는 예로부터 있어 왔지만 최근에 이르러서 인체에 미치는 독소가 과학적으로 제시되었습니다.

2002년 5월, '영국 식품기준국(FSA)'은 "곡물을 기름으로 튀긴 포테이토 칩스나 시리얼 등의 스낵과자에는 발암물질의 일종인 '아크리얼 아미드'가 대량 포함되어 있다."라고 선언했습니다.

실험 결과 날것에서는 발생치 않는 '아크리얼 아미드'가 기름에 튀긴 포테이토 칩스에서만 나타났던 것입니다. 즉, 고온유(高溫油)로 튀기면 '아크리얼 아미드'라는 발암물질이 생깁니다.

스웨덴 정부 역시, 똑같은 실험으로 2002년 4월, 같은 내용의 결과를 공표했습니다.

스웨덴 정부의 식품 당국은 "보통 포테이토 칩스 한 봉지에 들어 있는 '아크리얼 아미드'의 농도는 WHO 기준의 500배에 이르며, 즉석 식품점의 튀긴 감자에는 기준의 1,000배가 되는 아크리얼 아미드가 포함되어 있다."라고 발표하였습니다. 영국 당국에서는 이 발표에 접한 후, 그 내용 검토에 착수한 바 있습니다.

'아크리얼 아미드'는 발암성이 강한 물질로서 국제 암 연구기관의 규정으로는 5단계 중에서 두 번째로 높은 2-A 계층에 속하는 강력한 발암물질입니다.

포테이토 칩스로 대표되는 이러한 정크 푸드의 특징은 기름에 튀긴 것인데, 아르리얼 아미드 이외의 화학물질도 발암성이 강한 식품이 허다하리라고 생각됩니다.

날것에는 발암물질이 없는데, 왜 기름에 튀기면 생기느냐에 대한 과학적 해답은 아직 없지만 아래와 같은 예측이 가능합니다.

그 원흉은 산화(酸化)한 기름(과산화지질)과 트랜스형(型) 기름으로 변화한 식용유인데, 기름에 튀긴 포테이토 칩스 같은 먹거리는 튀겨 낸 후, 사람의 입에 들어갈 때까지 상당한 시간이 소요 되므로, 이 동안에 묻은 기름은 당연히 산화(酸化)함으로써 활성산소 등의 해독을 직접 받아 이것이 생체에 유해함은 물론입니다.

또 한 가지는 트랜스형 유지산(油脂酸)의 해독입니다. 트랜스형은 비(非)천연형(=인공형) 유지이므로, 이것은 세포를 파괴하는 무서운 힘을 지닌 것인데, 그 대표적 물질이 마가린입니다. 기타의 먹거리 역시 기름으로 튀기면 이 지방산이 대량 나타납니다.

산화한 데다가 트랜스형 기름을 포함하고 있는 것이 바로 정크 푸드인데, 이것들을 대할 경우에는 독성 물질인 아르리얼 아미드의 존재를 머리에 떠올리십시오. 비단, 아크리얼 아미드만이 아니라, '먹거리와 질병의 인과관계'는 어디에서나 어느 것에서나 밝혀 낼 수 있습니다.

어떻든, 미국은 정부나 의료업자나 국민 모두가 먹거리의 중요성을 단단히 인식하기 시작했으며 질병예방 대책으로서 먹거리 또는 먹거리 중의 영양소(예컨대 파이트 캐미컬)에 치중하고 있는 것이 사실입니다.

6. 일본 의사들은 언제가 되어야 영양학을 공부할 것인가?

이에 비해서 일본의 의사들은 어떻습니까?

입원생활을 경험한 분이라면 뼈저리게 느꼈겠지만, 병원의 엉성한 환자용 식사에는 몸서리가 쳐집니다.

암 수술 직후 환자에게 "이제부터는 무엇이나 먹으십시오."라는 담당의사의 지시는 아직도 여전하며 외과의사만이 아니라 모든 병과(病科) 의사들이 먹거리 섭취법에는 거의 백지 상태입니다. "먹거리 여하로 병이 생긴다니 웃기는 말이다."라고 거칠게 내뱉는 현대의학 의사가 부지기수입니다.

식사에 대한 의사들의 충고란 겨우, "분을 적게 취하시오", "우유를 많이 드시오.", "단백질을 듬뿍 섭취하시오.", "생선을 많이 잡수시오.", "아침을 거르지 마시오.", "많이 먹고 충분한 영양을 섭취해야 합니다." 등으로 이것은 60~70년 전의 영양학 원리를 천편일률로 되뇌고 있는 말입니다.

학회(學會) 등에서 발표하는 나의 먹거리 치료 증례에 대하여 대부분의 의사들은 냉소적 눈길을 던지면서 조소(嘲笑)합니다. "그런 방법으로 병이 날 리가 없지 않은가?"라는 생각에서일 것입니다. 그러나 이제야말로 이러한 태도는 매우 수치스러운 일임을 알아야 할 때라는 생각이 가슴 속에서 우러나오곤 합니다.

미국의 최첨단 대체의료를 살펴보면 알 수 있듯이 시대는 확실히 변해 가고 있습니다. 오히려, 일반인들의 '먹거리와 질병의 인과관계'에 대한 인식이 일본 의사들을 앞서고 있는 듯합니다.

왜냐하면, 작금(昨今)의 일반인은 허다한 건강 잡지나 각종 언론 프로에서 여러 가지 정보를 찾고 있기 때문입니다. '몸과 건강'에 깊은 관심을 기울이고 있는 대중은 오늘의 일본 의사들보다 훨씬 선진적이라고 해도 과언이 아니라고 생각합니다.

7. 일본 의사들이 '먹거리와 질병관계'를 무시하는 이유

미국 의사에 비해서 일본의 현대의학 의사들의 생각이 이렇게도 구태의연한 태도에 관해서 살펴보건대, 대체로 다음과 같은 이유에 근거하고 있는 듯합니다.

(1) 보스의 발언에서 받는 악영향

보스(거의가 의학계의 교수직을 지닌 상사)의 말을 맹신하고 있는 의사가 대부분인데, 큰 영향력을 지닌 보스의 영양학 인식은 극히 초보적이어서 그의 발언 구구절절에서는 영양학 과소평가의 표현이 넘쳐납니다. 젊은 후배 의사들은 이 말에 크게 감화되고 있기 때문에 새로운 분야에 눈을 못 돌리고 있습니다.

(2) 지식 부족에서 오는 악영향

의과대학 6년간 강의에는 영양학·생물학이 거의 없거나, 있다 해도 충분치 않기 때문에 기초가 취약합니다.

(3) 원인·결과를 무시하는 교육에서 받는 영향

의과대학의 교육이 해부학적으로 인체의 부분 부분만을 가르치고 있는 탓에 질병의 원인 규명을 추구하지 않는 자세가 몸에 배어 있는 탓이 큽니다. 이러한 교육을 받은 의사의 진료는 환부의 그 어느 곳도 다스리지 못하며, 원인으로 작용하는 영양 상태를 자연히 무시하기에 이릅니다.

(4) 골수조혈설(骨髓造血說)에서 받는 악영향

골수조혈설은 장과 혈액을 분리해서 생각토록 하고 있다. 오늘의 의대 교육에서 혈액은 뼈에서 만들어지는 것이라고 가르치고 있습니다. 그러므로 먹거리와 혈액 관계가 몽롱해져 있습니다.

(5) 종래의 영양학이 주는 악영향

오늘날에 일반화되어 있는 영양학은 "칼로리 계산에 치중하는 나머지, 섭취에만 중점을 두고 있기 때문"입니다. 이러한 낡은 영양학을 아직까지 신봉하고 있는 의사 · 영양사가 상상 외로 많습니다.

(6) 의사와 영양사 분담으로 인한 악영향

의사는 일반적으로 '먹거리는 영양사 분야이므로, 나의 역할은 이것만' 이라는 기준을 지니고 있기 때문에 발전이 없습니다.

(7) 오늘의 건강보험제도에 의한 악영향

환자의 식사 교정을 하면서 시행하는 치료법은 병원경영이라는 관점에서 본다면 돈벌이가 안 되기 때문에 한심한 일이지만, 돈벌이가 안 될 환자에게 불친절하고 거친 말을 내뱉는 의사가 많음은 통탄할 일입니다.

(8) 협소한 스케일에서 오는 악영향

오늘의 대부분의 의사는 자기의 전문 분야 지식만을 지니고 있으므로, 의(醫)는 곧 인(仁)이라는 넓은 시야를 지니고 있지 못합니다. 이러한 이유로 말미암아 진취적(進取的) 기상이 결핍되어 있는 의사가 많은 탓입니다.

 독자가 한 사람의 환자로서 병원을 찾았을 때, "무엇이든 먹어도 좋습니다."라는 의사 말을 들었다면, "이 병원에는 두 번 다시 오지 않겠다."고 다짐하든가, 아니면 '병원이란 검사만을 하는 기관'이라고 단념하는 것이 상책일 것입니다.

제4장
'효소'를 벗기다

1. 효소란 도대체 무엇인가 ?

'효소'라는 말을 들으면 독자께서는 무엇을 생각해 냅니까? 아마, 대부분의 사람들이 '세제(洗劑)'라고 답하리라 생각합니다. 그럴지도 모릅니다. 다만, 얼마 전까지만 해도 '세제'에는 효소가 들어 있지 않았습니다.

얼마 전까지만 해도 비누 같은 알칼리로 중화하는 형태의 세제가 주류였는데, 이것들은 대량을 써야 때가 빠졌습니다. 그래서 1987년경에 어느 세제 생산업자가 효소를 섞었더니 소량의 세제로도 때가 말끔히 빠지기에 그 후로는 모든 세제에는 효소를 첨가하기에 이르렀습니다.

이렇게 되자, 발매와 동시에 각 언론 매체를 통해서 마구 '효소 첨가 세제의 위력을 선전하기 시작하자, 세상 사람들은 '효소'라면 '세제'를 연상하기에 이르렀습니다.

이때까지는 비누로서 계면활성제(界面活性劑)[1]로 때를 제거했는데, 세제에다가 효소를 첨가함으로써 더 빠른 시간 내에 보다 깨끗이 때를 빼므로 효소 첨가 세제는 붐을 일으켰습니다.

그렇다면, 효소의 특성은 때를 빼는 것뿐일까요?

물론, 효소의 역할은 그것만이 아닙니다. 세제로서의 파워 발휘는 그 일부에 불과합니다. 결론부터 먼저 말한다면, 효소란 인

---

1) 비누, 세제의 주성분.

간의 수명을 기본적으로 좌우하는 유일하고도 가장 중요한 영양소입니다.

수명은 운명에 달렸다든가, 팔자소관이라고 믿는 분이 많으리라 생각합니다. 그러한 면도 없지 않겠지만, 사실은 독자의 수명 장단(長短)은 효소가 관장하고 있습니다. 효소를 슬기롭게 체내에 더 섭취함으로써 사람은 더 장수할 수 있습니다.

4,000년 전의 바빌로니아(이라크 근변)는 수목이 우거진 풍요로운 나라였다고 합니다. 그런데, 이때의 사람의 평균 수명은, 놀라지 마십시오. 200년이었다고 합니다. 이것은 각종 연구기관이 바빌로니아 시대의 인골(人骨)의 각종 정밀조사에서 산출한 결과라고 합니다.

만약, 이것이 사실이라면, 어떻게 해서 그들은 이러한 장수를 누릴 수 있었을까요?

그 해답은, '효소가 들어 있는 먹거리만 먹었던 탓'이라고 생각됩니다. 그렇다면, 왜 효소가 들어 있는 먹거리를 먹으면 수명이 그렇게 연장될까요? 그렇다면, 왜 효소가 들어 있는 먹거리만을 먹는다면 수명이 몇 배로 늘어 날까요?

이 해답은 이 책을 읽는 대로 이해가 되리라 믿습니다마는, 이 자리에서 한 가지 말할 수 있는 것은, 효소가 없는 먹거리를 먹는 사람은 수명이 약 1/2 내지는 1/3밖에는 살 수 없다는 사실이 최근의 의학에서 분명히 밝혀졌다는 것입니다.

2. 효소 없이는 살아갈 수가 없다

우리는 목숨을 부지하기 위해서 먹거리를 먹습니다. 그 먹거리에 포함되어 있는 영양소를 체내에 흡수해서 에너지로 바꿉니다. 이 에너지는 경우에 따라서 행동을 위해서 쓰여지고, 어떤 경우에는 질병을 퇴치하기 위한 면역 에너지가 되기도 합니다. 이와 같이, 영양소의 보급은 생명활동을 위해서 필요 불가결한 것입니다.

특히, 3대 영양소인 '단백질, 지방, 탄수화물'은 이것들이 체내에서 흡수되어서 생명활동용 주력(主力) 에너지가 됩니다. 이들 영양소는, 가령 자동차의 예를 든다면 가솔린이나 다름없는 존재입니다.

자동차 역시 가솔린만으로는 달리지 못한다는 사실은 누구나 알고 있듯이, 우리의 생체 역시 영양소라는 가솔린만으로는 움직일 수가 없습니다. 우리의 몸은 영양소라는 연료(재료)를 적정 사이즈로 분해 소화하고서야 움직이게 되어 있습니다. 생체의 도처에서 생겨나는 대사활동(代謝活動)이라는 촉매작용(=변환작용)을 지배하는 작업원(作業員) 같은 물질이 바로 '효소'입니다.

효소란, 자동차의 예를 다시 든다면, 배터리 같은 존재입니다. 먹거리로서 섭취한 영양소라는 이름의 재료를 음미해서 필요한 것을 '동화(同化)·소화(digestion)·흡수, absorption)'해서 각종 행동에 '이화(異化, 에너지의 소비, 찌꺼기의 배설)' 하게 됩니다.

즉, '효소'란, '생명 활동을 원활히 수행하기 위한 작업원'이나 다름없는 존재입니다. 따라서 '효소' 없이는 우리는 한 시간도 살아갈 수가 없습니다. 움직일 수도 없고, 말도 못하고, 듣지도 못하고, 독서도 못하고, 먹지도 못하며, 먹은 음식을 소화할 수 조차 없습니다. 요컨대, 생명 있는 모든 생물은 어느 것 하나라도 '효소가 삶의 활동 근원' 역할을 해주는 덕택에 살아가고 있는 것입니다.

생명활동인 '대사'란, '동화(소화 흡수)'와 '이화(에너지 소비 잔류물의 배설(evacuation))'의 연속 작업인데, 이것은 '효소'라는 작업원에 의해서 지속적으로 이루어지고 있습니다.

가령, 집을 예로 든다면, '효소'는 목수 또는 작업원이라고 하겠습니다. 벽은 벽돌을 쌓아 시멘트로 발라야 하고, 바닥은 타일을, 방바닥은 배관으로 난방 설치를 해야 합니다. 상수도와 하수도의 설치도 필요하며, 주위에 어울리는 외부 시설도 갖춰야 합니다. 이렇게 하려면 그에 따르는 재료와 솜씨 좋은 목수가 꼭 있어야 합니다.

우리의 생체도 이와 똑같습니다. 지은 지 오래된 집에는 누수 대책, 가스 배관의 점검, 도배장판, 지붕 보수 등으로 수시로 손 보아야 합니다. 이때 역시 재료와 목수가 필요합니다. 그 재료가 바로 우리 생체로 말한다면 영양소이며, 이 영양소를 활용해서 이상적 '목숨'을 정비해 주는 목수가 곧 '효소'입니다.

3. 체내의 '잠재효소'와 외부의 '식물효소'

우리 생체 안에서 작업하고 있는 '효소'에는 두 종류가 있습니다. '대사(代謝)효소'와 '소화(消化)효소'가 그것입니다.

'소화효소'란, 글자 그대로 먹거리의 소화에 쓰이는 효소인데, 소화효소 이외의 효소는 모두 '대사효소'입니다. 특히, 장관(腸管)에서 흡수한 영양소는 혈관을 거쳐서 각 기관에 운반된 후, 에너지로 바뀜으로써 생명활동에 쓰이기 위하여 갖은 화학반응을 일으킵니다.

하우웰 박사는 생체 내에 있는 효소를 통틀어서 '잠재(潛在)효소', 날것의 먹거리에 있는 효소를 '먹거리 효소'라고 정의했습니다.

이미 설명했듯이, 동물이나 식물 등, '목숨이 붙어 있는 생물' 중에는 반드시 효소가 있습니다. 그러므로 우리는 부지불식간에 식물이나 동물로부터 '먹거리 효소'를 섭취하고 있습니다.

〔그림 1〕에서 보듯이, 우리는 태어나면서부터 잠재효소라는 명칭의 '대사효소'와 '소화효소'의 제조 기능을 몸에 지니고 있습니다. 소화효소의 작업으로 소화·흡수된 영양소에 의해서 대사효소가 정상적으로 기능합니다. 우리의 생체는 이렇게 해서 건강을 유지하고 있습니다.

모든 기관(器官)과 조직 속에는 각기 독자적 작업을 하는 '대사효소'가 있습니다. 연구 조사에 의하면 동맥 내에만 98종류의

〔그림 1〕

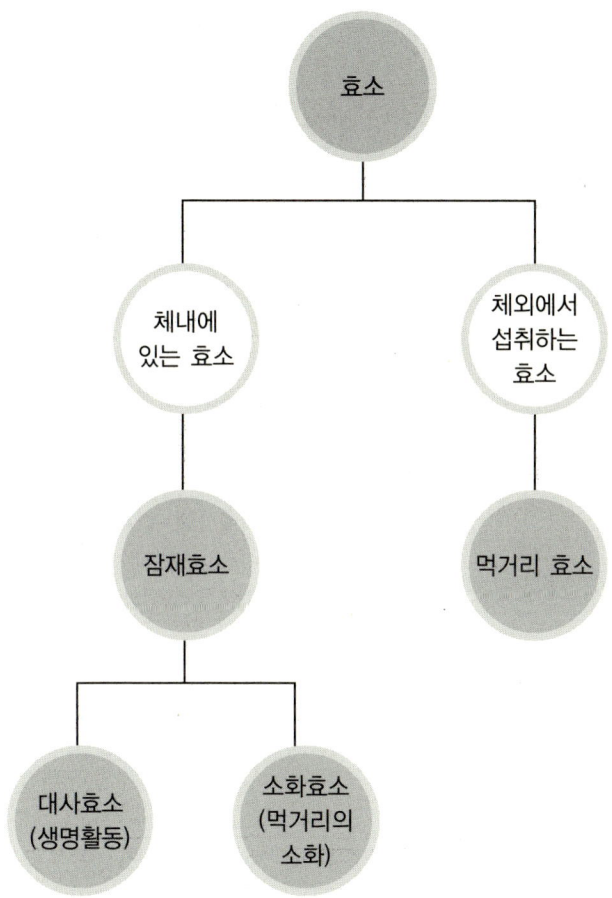

※ 잠재효소는 일생 동안 일정량만 제조된다. 자동차의 배터리에 해당된다고나 할까ㅡ.

서로 다른 대사효소가 발견되었고, 심장·뇌·폐·신장 등에는 또 다른 작업을 하는 대사효소가 있습니다. 이들 장기(臟器)에는 각기 수천에 이르는 효소가 있는데, 그 종류가 몇 천(千), 몇 만(萬)인지 아직 해명되어 있지 않습니다.

효소는 각기 다른 작업을 합니다. 예컨대, 프로테아제라는 소화효소는 단백질 분해용이고, SOD효소라는 대사효소는 체내에 과잉생산된 활성산소를 제거하는 작업을 하는 등, 각 효소는 그의 맡은 바의 작업을 수행합니다.

따라서 건강하게 살아갈 수 있느냐의 여부는 이들 각종 대사효소가 본래의 맡은 일을 얼마나 충실히 수행하느냐에 달려 있습니다. 체외로부터의 이렇다 할 방해 없이 이들 대사효소가 충분히 만들어지고, 그것이 체내에서 원활히 쓰여지고 있다면 질병과는 담을 쌓고 살아가는 삶이 약속됩니다.

4. 3대 영양소 역시 효소가 없다면 소화 불능

따라서 대사효소의 부족으로는 건강 유지와 질병 예방이 안 된다는 사실이 분명히 밝혀졌습니다. 1930년 80여 종의 대사효소를 확인한 바 있으나, 1968년에 이르러서는 1,300여 종이 판명되었고, 오늘날에는 수천 종의 대사효소가 알려져 있습니다. 그러나 아직도 미지(未知)의 효소로 인한 생체반응이 부지기수입니다.

 어떻든, 이들 대사효소가 생체를 정상화시키는 한편, 노화를 지연시키고 질병이나 외상(外傷)을 회복시키는 작업을 부단히 하고 있습니다.

 이렇게 귀중한 대사효소가 원활한 작업을 지속하기 위해서는 우리가 일상 섭취하는 먹거리에 포함된 영양소를 옳게 소화·흡수해야 합니다. 이 일을 맡은 효소가 '소화효소군(群)'입니다. 체내에서 작업하는 소화효소 역시 그 수가 많지만, 그중에서도 3대 영양소(단백질·지방·탄수화물)의 소화를 맡고 있는 대표적 소화효소가 프로테아제, 리파제, 아미라제입니다.

 체내에서 작용하고 있는 소화효소군(群)은 이 외에도 엄청나게 많습니다([표 4] 참조). 이것들은 췌장과 간장에서 만들어집

[표 4]

몸체	소화 영양소	효소명
입	탄수화물	α-아미라제
위	단백질	펩신
소장	탄수화물	아미라제, 삿카라제, 트립신, 키모트립신 등
	단백질	트립신, 키모트립신, 카보키시 페프티타제 등
	지방	리파제

※ 몸체의 부분에 따라서 소화하는 영양소에 따라서 쓰여지는 효소가 각기 다르다.

니다. 장내(腸內) 세균 역시 효소반응에 지대한 영향을 주고 있습니다. 여기에서 효소의 구체적 작용을 간명하게 설명하겠습니다.

우리는 먹거리를 섭취한 후, 타액에서 분비되는 α-아미라제라는 소화효소로써 그 먹거리에 포함된 탄수화물(炭水化物)을 소화시키는 일을 시작으로 소화 작용을 계속하게 됩니다. 다음으로 먹거리가 위(胃)에 도달하면 위산(胃酸)과 협력해서 페프신이라는 효소가 단백질을 소화해 갑니다.

우리에게 아주 중요한 3대 영양소(단백질 · 지방 · 탄수화물)은 입에서 소장에 이르기까지 각기의 장소에서 각기 다른 소화효소에 의해 분해 · 소화되어 갑니다. 거의 모든 영양소는 분자 차원까지 분해 · 변환(變換)되어서 소장의 아주 미세한 구멍에서 흡수됩니다.

일반적으로 영양 보급에는 3대 영양소를 중심으로 해서 9종류의 아미노산, 13종류의 비타민, 19종류의 미네랄이 필요한데, 일상 먹거리에서 이들 영양소를 섭취할 수 있는 식사가 이상적이라고 하겠습니다.

소장에서 흡수된 영양소는 혈액을 타고 대사효소와의 상호관계에 따라서 내장, 혈액, 골격이 되어 가며, 나아가서는 자기 면역력이 됩니다. 이 과정이 바로 '신진대사' 입니다. 평생을 통해서 사람은 세포분열이라는 형태로 이 행위를 끊임없이 계속해 가고 있습니다.

이렇게 복잡한 일을 하자 없이 수행하고 있는 것이 바로 효소라는 작업원입니다. 제아무리 훌륭한 영양소일지라도 효소 없이는 '빛 좋은 개살구' 입니다. 즉, 효소란 '모든 영양소가 작업할 수 있게 지원(支援)하고 있는 물질' 입니다.

5. '효소 연구'가 왜 지연되었던가?

'체내효소', 즉 우리 생체 내에서 항상 만들어지고 있는 '대사효소'나 '소화효소'를 통틀어서 하우웰 박사는 '잠재효소'라고 명명했습니다.

생물은 그 어느 것이든 태어나서 죽을 때까지 '대사'라는 세포분열을 되풀이하면서 낡은 세포에서 새로운 세포로 변화해 갑니다. 그리고 끝장에 이르러서는 이 분열을 계속하지 못하면 인생의 막을 내리게 됩니다. 일상생활에서 과히 의식하지 않고 있는 체내의 이 드라마는 효소라는 주역에 의해서 이루어지고 있습니다.

그렇다면, 이러한 중요한 역할을 하는 주역(主役)을 이제까지는 왜 대수롭지 않게 여겨 왔을까?

최근에 이르러서 비타민과 미네랄 등의 중요성이 크게 인식되어 있는데, 여기에 곁들여서 효소의 중요성을 지적하는 일본 전문가는 미국에 비한다면 극히 적습니다. 원래 비타민이나 미네랄은 '효소를 보좌하는 요소, 즉 보효소(補酵素)'[2]라고 불리우며, 말 그대로 효소[3]를 돕는 역할을 합니다.

효소의 활약에 있어서 마치 윤활유 같은 역할을 하는 영양소가 비타민·미네랄류입니다. 알다시피 비타민이나 미네랄 역시 중요한 물질이기는 하지만, 그것들은 반드시 효소와 더불어 작용하기 마련입니다.

효소에 대한 평가가 영양학 면에서 지연된 이유 중에 하나는 체내에서 만들어지지 않는 비타민, 미네랄 등의 영양소는 항상 먹거리로 보급해야 했으므로 영양요법이나 영양학의 선구자들은 끊임없는 실험 데이터의 집적(集積)과 실험을 거듭해 오면서 비타민과 미네랄의 중요성을 강조해 왔습니다.

이에 반해서, 효소는 체내에서 밤낮으로 만들어지는 물질이라는 점과, 거기에다가 다시 겹쳐진 문제는 효소의 '생물학적 에너지' 또는 '생명 에너지'를 측정하거나 합성하기가 매우 어렵다는 난점 때문이었습니다.

이러한 실정에다가 다시, "사람이 죽음에 이르기까지 체내의 효소는 영원히 만들어진다."라는 잘못된 인식의 작용으로 말미암아서 효소의 연구가 늦어졌습니다.

영양학자나 화학자의 '효소 연구'란, 마치 생명이라는 대해(大海)에 배를 저어 나가는 꼴이어서 아마, "효소보다는 영양학이라

---

[2] 영어로는 코엔자임(coenzyme). — 역자
[3] 영어로는 엔자임(enzyme).

는 소재를 연구하는 편이 더 큰 성과를 낼 수 있다."라고 생각한 탓인지도 모르겠습니다.

1900년대 초에 이르러서 카시마·횡크 박사에 의해서 비타민의 중요성이 발표된 이래 100년이 경과한 오늘날 하우웰 박사의 평생 연구 결과로 영양학의 중요 과제로서의 효소가 명쾌하게 밝혀졌다는 사실은 의료관계자 및 영양요법 전문가나 화학자를 위한 연구만이 아니라, 일반인의 건강관리에 크게 기여하게 되리라 믿습니다.

하우웰 박사는 "영양요법이라는 식양생(食養生)으로서 환자를 고친다."는 원칙 고수(固守)가 의사로서의 그의 신념이었기에 효소 연구라는 대해(大海)에 배를 저어 나갈 수가 있었으리라 생각됩니다.

바야흐로, 미국에서는 하우웰 박사가 발표한 바의 『효소영양학』은 영양학을 공부하는 학생의 필수과목이 되어 있으며, 또한 영양요법을 중시하는 의료관계자의 바이블적 존재가 되어 있습니다.

6. 효소 발견의 도정(道程)

1752년, 프랑스의 생리학자 레오마 박사는 금속관에 채워 둔 고기가 녹아 있는 사실을 눈여겨보았습니다. 그러나 고기가 왜

녹았는지를 이해하지 못했습니다.

1785년, 이탈리아의 라잘로 스파랑차니는 속이 빈 조그만 금속 통(筒)에 고기를 넣고, 이것을 매에게 먹인 후, 얼마 있다가 이것을 꺼냈더니 속의 고기가 녹아 있었습니다.

역시, 왜 고기가 녹았는지는 알 수 없었으므로 몇십 년에 걸쳐서 갖은 실험과 연구가 계속되었습니다. 그러는 동안에 고기를 녹이는 작용을 하는 물질을 찾아내서 '펩신'이라고 명명했습니다. 이것이 단백질 분해효소의 발견이었습니다.

1833년, 프랑스의 페이앙과 페르리 두 박사는 맥아(麥芽)를 으깬 액(液)을 녹말에 작용시킨즉 녹말이 분해된다는 사실을 알아냈습니다. 이 분해물질을 '자스타제'라고 명명했습니다. 이것이 오늘의 아미라제입니다. '자스타제'라는 용어는 그 후, 프랑스에서는 '효소 전체'를 지칭하는 말로 쓰이고 있습니다.

1836년, 독일의 루벤대학 슈왕 교수는 위액 연구에서, 위액 속에는 고기를 녹이는 작용을 하는 물질이 있다는 사실을 알아냈고, 그것은 열(熱)에 의해서 그 작용을 잃게 되는데, 강력한 산성 상태에서만 작용한다는 사실을 알아냈습니다. 고기를 녹이는 위액 속의 물질을 '펩신'이라고 명명했는데, 그 후로도 여러 종류의 효소가 발견되었습니다.

극히 소량의 효소라도 다량의 물질에 작용하며 그 반응은 물속에서 활성화되는데, 중성(中性) 부근의 pH로 37℃ 정도의 온도에서 가장 활성화된다는 사실이 확인되었습니다.[4]

'효소'라는 명칭으로 불리기 시작한 것은 19세기 후반부의 일로서, 영어로는 enzyme(엔자임)입니다. 엔자임이란 그리스어로 '효모 속에 있는 물건'이란 뜻인데, 1872년에 큐네 교수가 제창한 바 있습니다.

효모란, 여러 종류의 당류(糖類)를 발효케 해서 알코올을 만드는 미생물을 가리킵니다. 살아 있는 효모 대신에 으깬 효모를 써도 알코올 발효가 된다는 사실을 처음으로 알아낸 것은 브후나 형제였습니다. 그러나 효소가 무엇에서 생기는 것인지는 아직 모르고 있었습니다.

1926년, 미국의 섬너 교수는 작두콩에서 우레아제라는 효소를 결정체로 추출하는데 성공했는 데, 이 결정은 다름 아닌 단백질이었습니다. 섬너 교수는 단백질 분해 효소인 펩신이나 췌장에 있는 단백질 분해 효소 트립신 및 키모트립신을 단백질의 결정체로서 추출해 냈습니다. 효소의 본체는 곧 단백질[5]임이 밝혀짐으로써 섬너 교수와 노스톱 교수는 1946년에 노벨화학상을 수상한 바 있습니다.

단백질이 곧 효소의 본체가 된 셈인데, 사실은 이것은 본질이 아니라 효소의 골격을 설명한 것에 불과했습니다. 이렇게 해서 "효소란 곧 단백질이다."라는 잘못이 효소영양학의 발전을 상당

---
4) 펩신은 강한 산성에서 작용함.
5) 단백질 분자는 아미노산이 무수하게 이어져 있는 거대(巨大)분자인데, 그 분자량은 10,000~수백만이다. 아미노산의 수량으로 본다면 100~수만 개가 연결되어 있다.

히 지연시킨 결과가 되었습니다.

섬너 교수가 "효소란 결국 단백질이다."라고 선언하고, 노벨상까지 수상한 터라, '단백질을 섭취하면 효소가 섭취된다' 라는 크나큰 잘못이 생겼습니다. 이로 인해서 훨씬 후에 이르기까지 효소는 6대 영양소 반열에조차 끼지 못했던 것입니다.

7. 효소의 정의(定義)

6대 영양소란, 단백질 · 탄수화물 · 지방 · 비타민 · 미네랄 · 섬유입니다. 여기에 다시 물까지 포함시켜서 7대 영양소라고도 합니다.

비타민은 '보(補)효소'이므로 효소의 보조제입니다. 말하자면, 그것은 효소의 배하(配下)인데도 그 상사인 효소가 7대 영양소에도 못 낀다는 사실은 넌센스입니다.

결국 섬너 교수의 "효소의 본체는 단백질이다."라는 발표로 인해서 효소의 본질이 왜곡되고 밥킨 교수의 "효소는 무한히 만들어 진다."라는 잘못된 이론이 세상을 지배함으로써 제대로 된 효소 연구는 하우웰 박사의 말대로 '50년 지연' 된 결과를 가져왔습니다.

효소의 본질은 단백질이 아니었습니다. 효소가 단백질에 에워싸여 있기는 하지만, 그것은 어디까지나 외피(外皮)라고 해도 과언이 아닙니다.

　효소란, 단백질을 골격 삼아서 살아 있는 '생명력' 그것입니다. 만약, 단백질이 효소의 본질이라면, 호르몬 역시 단백질이라고 해야 할 것입니다.

　이후, 효소는 '생물체 속에서 생기는 화학반응의 촉매' 역할이 그 본질이라는 사실이 인정되었습니다. 이 개념은 1837년에 스웨덴의 벨셀리우스가 제창한 것입니다.

　"효소란 곧 촉매이다."라는 개념은 잘못된 것은 아니지만, 이것만으로 효소의 작용을 모두 나타낸 것은 아닙니다. 왜냐하면, 효소는 살아 있는 것이며, 그것은 48℃ 이상의 가열(加熱)로 거의 죽기 때문입니다. 즉, '단순한 촉매' 도 아닙니다.

　결론으로서, '효소는 효모에 존재하는 단백질을 골격 삼은 촉매적 작용을 하는 생명력' 이라고 규정 짓는 것이 가장 타당합니다.

　그렇다면, '촉매작용' 이란 무엇인가?

　효소는 어느 특정 물질에 작용해서 특정 반응을 진행시키는 작용을 지니고 있습니다. 말하자면 '효소의 특이성' 이라고 불리는 성질입니다.

　우리는 매일 몇 차례의 식사를 하는데, 그 먹거리의 종류와 질(質)은 각양각색입니다. 더구나 무엇을 먹든 효소는 체내에서 작용합니다. 먹거리의 각양각색한 질에 따라서 작용합니다. 밥을 먹었을 때에는 그 주성분인 녹말을 녹일 효소가 나타나서 이것을 미세하게 분해합니다. 탄수화물(녹말)을 분해하는 데는 아미라제라는 효소가 주로 작용합니다.

이미라제는 포도당의 연쇄를 찾아 내어 녹말을 분해합니다. 그러나 셀룰로오는 분해하지 않습니다. 단백질이 섭취되면 이번에는 그것을 분해할 프로테아제라는 효소가 나타나서 아미노산이 되도록 분해합니다.

지방(脂肪)을 먹으면 리파제라는 효소가 작용해서 다가(多價)의 알코올과 지방산이 나타나도록 분해합니다.

이와 같이, 우리의 체내에서는 먹거리의 종류에 따라서 효소가 특이적으로 반응하면서 작용합니다. 따라서 수천 종의 화학반응이 동시에 진행되면서도 놀랍게도 이들 수천의 각기 다른 효소가 진행시키는 반응은 모두 다릅니다.

원칙적으로 하나의 화학반응에 대응해서 하나의 효소가 존재하여 그 반응을 진행시키는데, 사실은 그것을 동시에 몇천 종이 작용합니다.

효소는 특정 '기질(基質)'이라는 물질에 작용하면서 특정 화학반응을 진행시키는 놀라운 능력을 지닌 '살아 있는 촉매'입니다.

8. 효소의 크기는 1mm의 100만분의 1

지구상에 존재하는 모든 생명체에는 반드시 효소가 있습니다.

효소는 단백질로 이루어져 있으며, 그 단백질은 20여 종류의 아미노산으로 구성되어 있습니다.

지구상의 모든 생물은 DNA라는 네 종류의 염기(鹽基)로 된 유전자(遺傳子)를 지니고 있는데, 이 네 종류의 염기 중의 구아닌과 시토신, 아데신과 티민이 두 개의 사슬 사이에서 서로 결합해서 나선구조를 취합니다. DNA는 염기라는 화합물, 즉 인산(燐酸)과 당(糖)의 결합으로 구성되어 있습니다.

이 네 종류의 염기가 어떻게 정렬(整列)되었느냐에 따라서 아미노산이 지정됩니다. 아미노산은 효소의 골격이 되므로, 효소를 만드는 설계도는 유전자(DNA)가 지니고 있다고 할 수 있습니다. 유전자에 기억되어 있는 암호가 효소를 만들기 위한 아미노산의 배열 순서를 정한다고 할 수 있습니다.

효소의 크기는 그 종류에 따라서 크게 다른데, 거의 5~20 나노미터입니다. 1 나노미터는 1mm의 100만분의 1이므로 현미경으로도 볼 수 없으며, 그 형태는 구형(球形)으로서 DNA의 구조 위에 존재해 있습니다.

효소의 반응속도는 매우 빨라서 10의 7승배(乘倍)~20승배입니다. 그것은 사람의 수작업(手作業)의 1,000만배(萬倍)(10의 7승배)의 속도로 반응(소화)을 빠르게 하는 촉매작용을 지니고 있다는 것입니다.

보통 1,000만 시간이 걸려야 이루어질 반응을 효소는 불과 1시간~1분 사이에 진행시키는 능력을 지니고 있습니다.

9. 효소의 본질은 영원히 수수께끼인가?

효소는 '단백질로 쌓인 생명물질'이라는 것까지는 알아내고 있지만, "생명 현상이 왜 생기는가?"라는 점에 관해서는 오랫동안 수수께끼에 싸여 있었습니다.

그러나 서서히 효소의 본질이 밝혀지고 있습니다. 그 본질은 유전자의 물질적 정체, 즉 1944년에 미국의 아빌리 박사가 찾아낸 DNA라는 물질과 효소의 본질이 대응해 있는 것이 아닌가 하는 점입니다.

효소는 유전자의 결정 여하에 따라서 특정 유전자에 연결되는데, 이것을 어느 종류의 균(예컨대, 대장균이나 비휘즈스균)에 작용시키면 '효소제제(製劑)'가 대량 생산된다는 사실도 알아냈습니다. 균 속에 머물러 있는 효소를 '균체내(菌體內) 효소', 균의 세포막을 벗어나서 밖으로 배출된 효소를 '균체외 효소'라고 합니다.

그러나 아직도 효소의 본질이 완전히 밝혀진 것은 아닙니다. 효소의 생명력이 어디에서 오느냐에 대한 해답은 아직 얻지 못하고 있습니다. 효소는 유전자가 설계도를 그린 아미노산 속에 있는 '살아 있는 힘'입니다. 그러나 그 '살아 있는 힘'이 무엇이냐는 영원한 수수께끼로밖에 생각되지 않습니다. 비록 풀리지 않고 있는 수수께끼가 있을지언정, 효소가 지니고 있는 이 힘만큼 대단한 것은 없습니다. 이것은 틀림없는 사실입니다.

효소를 화학물질로서보다는 인간에게 필요한 영양소로서 연구해서 임상의학에 크게 기여한 제1인자는, 누가 무엇이라고 하든 에드워드 하우웰 박사입니다. 이 책의 큰 줄거리는 거의 하우웰 박사의 연구에 따른 것이라 해도 과언이 아닙니다.

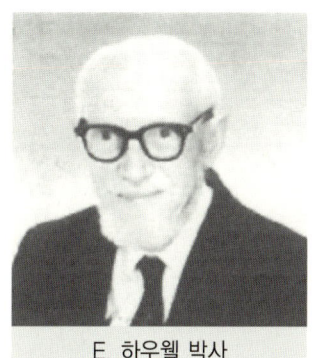

E. 하우웰 박사

하우웰 박사는 1898년에 태어나서 1924년에 의사면허를 취득했고, 1920년부터 6년간에 걸친 린도라 요양소의 근무체험에서 효소의 중요성을 알게 된 이래, 50년간 효소영양학을 연구해 왔습니다.

1946년, 그는 『Food Enzymes for Health and Longevity(건강과 장수를 위한 식물효소)』를 출판해서 세상을 놀라게 했고, 1985년에는 그의 모든 결론적 저술인 『Enzyme Nutrition(효소영양학)』을 간행하였습니다. 이때의 연령이 87세였습니다.

인간의 건강과 장수에 효소가 얼마나 깊이 관여하고 있으며, 그것이 절대 불가결한 존재임이 박사의 장년간에 걸친 연구에 의

해서 비로소 밝혀졌던 것입니다.

　하우웰 박사야말로 효소영양학의 개척자이자 가장 중요한 인물임이 틀림없습니다.

제5장

수명과 노화를 '효소'가 정한다!

1. 체내 효소가 수명을 정한다

에드워드 하우웰 박사는 '효소영양학의 원리'에 관해서 아래와 같이 말합니다.

"사람의 수명은 유기물 속에 있는 잠재효소의 소모도(消耗度)에 반비례한다. 식물효소의 이용이 증가한다면, 잠재효소의 감소를 막을 수 있다."

생명체인 인간에게 있는 잠재효소는 영구히 만들어지는 것이 아니라, 그 소모도(과잉생산)가 곧 생명체의 수명에 큰 영향을 미치는데, 만약 체외에서 먹거리를 통해서 효소 보급이 증가한다면 잠재효소의 감소를 막을 수 있게 된다는 주장입니다.

체내의 대사효소가 제대로 작용하지 않게 된다면 질병의 원인을 발생시키게 됩니다. 종래에는 "질병이 생긴 탓에 효소 레벨이 감소되었다."는 견해였지만, 이제부터는 "효소 레벨의 감소가 질병을 초래한다."라는 해석으로 바뀝니다.

그러나 "체내 효소의 제조력에는 한계가 있다."라는 사실을 인정하지 않으려는 전문가가 없지 않습니다. 이미 설명했듯이 생명에너지인 효소의 측정은 아주 어려운 일이기도 하거니와 인간에는 개인차(個人差)가 있으므로 시시각각에 따라서 상황이 달라집니다. 또한, 정신상태 여하에 따라서 생체 속은 심한 변화가 생깁니다.

 가령, 심한 스트레스에 의해서, 또는 시간의 경과에 따라서도 체내의 'pH 환경'은 변화합니다. 효소가 작용하고 있는 체내 환경은 산소, 중성, 알칼리성으로 나뉘는데, 이 환경에 따라서 효소 활성이 달라집니다.

 따라서 효소 활성에 영향을 미치는 요인이 많습니다. 그렇기 때문에 에드워드 하우웰 박사의 방대한 분량의 데이터라든가, 그 근거가 되는 증거에 더해서 자기의 진료 경험에 의해서 증명해 온 효소영양학에 지대한 관심이 집중되는 것입니다.

 나이를 더해 갈수록 사람이란 질병에 걸리기 쉽습니다. 젊은 시기에는 다소의 무리를 하더라도 하룻밤을 푹 쉬고 나면 체력이 말끔히 회복되지만, 중년 이후에는 충분한 수면을 취했는데도 피로가 풀리지 않는 사람이 많습니다.

 일반인들은 '젊어서 너무 무리한 탓'이라고 생각합니다. 그렇습니다. 평생에 일정량밖에 없는 효소의 저축량을 젊어서 대량 소비했기 때문입니다.

 이 사고방식이 매우 중요합니다. 육체의 과도한 소모뿐만 아니라, 실은 내면적 잠재효소의 과도한 소모에 주의하지 않는다면 위급시에 대사효소가 만족스러운 작용을 못 하게 됩니다.

2. 체력 쇠퇴는 효소 제조능력의 쇠퇴에서 온다

　체력의 쇠퇴는 비교적 일찍부터 인식되는데, 먹거리의 소화, 체내의 내장 쇠약과 나아가서는 효소 제조능력의 쇠퇴는 병에 걸리고 나서야 알아차리는 경우가 대부분입니다.

　시카고의 마이켈리즈 병원 메이어 박사는 타액 속의 효소는 69세 이상의 노인에 비해서 젊은이가 30배나 많다고 발표한 바 있습니다. 독일의 에카도 박사는 1,200명의 오줌〔尿〕샘플 검사에서 아미라제라는 소화효소[1]의 단위를 살펴볼 때, 젊은이는 평균 25였지만, 노년층은 14였습니다.

　이와 같이 소화효소의 단위는 나이를 먹을수록 줄어듭니다. 태어나서 오늘에 이르기까지 체내에서 제조된 효소의 분량은 대단한 것입니다.

　먹거리를 소화하기 위해서 쓰인 효소, 면역력으로서 질병과 대치해서 쓰여진 효소, 숨 한 번 쉴 때마다 체내에서 생겨나는 여분의 활성산소를 제거시키는 효소, 보고 · 듣고 · 만지고 · 말하는데 쓰이는 효소 등등, 일일이 열거한다면 끝이 없는 가지각색의 효소가 우리 생체 내에서 지금도 끊임없이 제조되어 활약하고 있습니다.

　나이를 더해 가면서 그 제조능력이 떨어져 감은 어쩔 수 없는

---

1) 탄수화물을 소화시킴

일입니다. 사람은 태어나면서 일정한 효소 제조능력을 갖추고 있습니다.

개인차가 있기는 하지만, "**체내 효소를 일찍 바닥나게 하느냐, 또는 그것을 소중히 아껴 가면서 사용하느냐에 따라서 장수와 건강은 크게 달라진다.**"라고 하우웰 박사는 그의 저서에서 단정하고 있습니다.

그는 이것을 '효소은행'의 예금계좌에 빗대어서 설명합니다. 사람은 태어나면서 '일정한 효소예금(=잠재효소, 일생 동안 정해져 있는 효소량의 제조능력)'을 지니게 되는데, 그것만을 계속해서 소비한 사람은 남보다 빨리 파산한다는 것입니다.

그 반대로 밑천인 잠재효소를 되도록 아끼는 한편, 날먹거리로 효소를 보충해서 그 계좌에 예입(預入)해 간다면 그만큼 오래 산다는 것입니다.

이상의 설명에서 알다시피, 우리의 생체는 영양소를 재료로 해서 효소라는 작업원의 수고로 이루어지고 있습니다. 체내에서는 밤낮으로 대사효소가 만들어져서 생명 유지를 하고자 풀가동〔全稼動〕하고 있으며, 또한 먹거리가 섭취되면 그것을 소화시키고자 그에 맞는 효소가 제조되곤 합니다.

3. 효소 제조에는 그 한계가 있다

　다시 한 번 이해를 돕고자 '돈'의 예를 듭니다. 지폐 인쇄를 상상해 보십시오. 1만 원짜리 지폐가 소화효소, 1천 원짜리 지폐가 대사효소라고 합시다.
　지폐를 인쇄하기 위해서는 잉크·종이·인쇄기가 있어야 합니다. 잉크·종이는 우리 몸으로 말한다면 영양소입니다. 인쇄기는 췌장·간장·장내(腸內)의 세균이라고 생각하십시오. 인쇄기는 쉬지 않고 작동합니다. 항상 1천 원짜리 지폐인 대사효소가 인쇄되는데, 먹거리가 섭취되었을 경우에는, 아울러서 1만 원짜리 지폐인 소화효소도 인쇄됩니다.
　이와 같이, 필요에 따라서 대사효소·소화효소가 끊임없이 만들어집니다. 즉, 대사효소·소화효소라는 지폐는 몇 차례고 그 제조가 가능하지만, 그와 동시에 그 인쇄 지폐의 총 금액에는 한계가 있다는 사실을 인식해야 합니다. 더구나, 먹거리의 종류 여하에 따라서 소화효소라는 1만 원짜리 지폐를 대량으로 인쇄해야 합니다.
　여기에서 문제가 되는 것은, 현대인의 식생활 풍습을 유지하자면 소화효소를 대량 인쇄할 수밖에 없으므로, 이 경우에는 대사효소 제조에 지장이 올 위험이 있다는 점입니다.
　젊은 시절에는 과히 느끼지 않던 일도 나이를 먹으면서 큰 지장을 가져오게 됩니다. 본래, 대사효소가 원활하고도 넉넉하게

〔그림 2〕

소화효소와 대사효소의 제조 균형

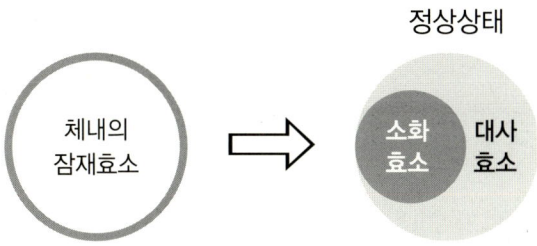

정상상태

잠재효소는 소화효소와 대사효소로 나뉘어진다. 평생 동안 만들어지는 효소의 분량은 정해져 있으므로 소화효소와 대사효소의 제조 균형에 주의해야 한다.

【효소가 없는 먹거리를 먹었을 경우】

몸은 소화용으로 소화효소를 많이 만들기 때문에, 그에 따라서 대사효소의 제조가 소홀하게 됨으로써 대사효소 부족이 초래된다.

【효소가 듬뿍 포함된 먹거리를 먹었을 경우】

체내의 소화효소를 절약하게 되므로, 몸의 향상을 돕는 대사효소를 넉넉히 만들 수 있다.

만들어져 있다면, 자기면역력의 작용이 뛰어나므로 여간해서는 병에 걸리는 일이 없는 체질을 유지하게 됩니다(그림 2 참조).

4. 효소 결핍의 원흉과 그 대책

(1) 단백질 과다가 최대 원흉

효소 결핍의 최대 원인은 무엇보다도 '단백질의 과다 섭취' 입니다. 단백질의 해독(害毒)에 관해서는 해당 항목에서 자세히 설명하기로 하고 여기서는 간단히 언급하겠습니다.

가령, 비프스테이크를 먹었다고 하면, 그것은 완전히 분해되지 않고 질소 잔류물(아미노산의 결핍물질)로 끝나는 경우가 매우 많습니다. 질소 잔류물이라는 단백질 쪼가리(이것이야말로 소화불량의 결과임)가 혈액으로 스며드는데, 이것의 분자가 각종 생활습관병·암·교원병(膠原病)·관절염·각종 통증·신장병·간장병·각종 알레르기 등의 질병을 일으킨다는 사실이 미국의 많은 연구기관에서 입증되어 있습니다.

단백질의 분해불량은 장내를 부패시키는데, 그 결과 기생충 번식·대장염·위염·담낭담관염·췌염·위장병·식도염·게실염(憩室炎)·간(肝)장해 등의 내장 질병을 직접적으로 일으킵니다.

단백질의 분해불량으로 인한 해독은 면역계에도 크게 영향을 미칩니다. 단백질 쪼가리(질소 잔류물)는 장내에서 생기는 면역 물질에 붙어서 특수한 항체를 만든다는 사실이 밝혀졌습니다.

이 특수한 항체형(抗體型)은 신장에 부담이 갈 경우에는 자기 면역 질병이나 백혈병을 일으키거나, 어떤 종류의 신경질병[2]을 일으키거나 합니다. 비록, 이러한 질병을 일으키지 않는다 해도, **생체의 면역력이 크게 저하하면서 만병의 원인이 됩니다.**

(2) 흰설탕은 생체의 방어벽(壁)을 파괴한다

'효소 연구'가 대단히 발달한 미국에서는 이상에서 설명한 사실이 명쾌하게 밝혀졌는데, 최근에 이르러서는 나아가서 '장관투과성(腸管透過性) 항진(亢進)'에 관한 보고가 발표되었습니다.

이제까지는 소화불량된 단백질 쪼가리는 보통 장이나 위벽을 뚫지 못하며, 미분자(微分子)[3] 이외는 장관을 통과하지 못한다고 보아 왔습니다.

사람의 장벽은 불필요한 물질이 들어오지 못하도록 방어벽(바리어)으로 생체를 지키고 있습니다. 그런데 최근에 이르러 조건 여하에 따라서는 비교적 큰 분자도 통과한다는 사실을 밝혀 냈습니다. 이것을 '장관투과성 항진'이라고 하며, 이것을 일으키는 직접 원인은 장염(腸炎)입니다. **염증을 일으키는 물질은 흰설탕 · 고기 · 생선 · 달걀 등이라고 보고**되어 있습니다.

---

2) 예컨대, 난치병의 하나인 다발성 경화증.
3) 단백질의 경우 아미노산, 지방인 경우 지방산, 탄수화물인 경우 포도당.

장의 염증으로 말미암아서 보통은 통과 못할 비교적 큰 분자(질소 잔류물)가 통과한다는 것입니다. 장벽을 통과한 이 쪼가리 분자는 혈중(血中)에서는 이물질(異物質)이므로 이것을 없애고자 항체가 먹어 치우는데, 이때 알레르기가 생긴다는 사실이 판명되었습니다.

알레르기[4]는 장의 상태 여하와 매우 깊은 관련을 지니고 있었던 것입니다. 단백질 쪼가리는 당연히 장내를 부패시키므로 변비·설사·고약한 냄새를 풍기는 대변·구린가스(부패가스)가 따릅니다. 이러한 증상이 있을 경우에는 단백질 섭취를 중단하면 됩니다. 그러므로 이러한 현상은 섭취하는 식사의 기준이 될 수 있습니다.

참고로 장관투과성 항진을 일으키는 먹거리로는 ① **흰설탕** ② **고단백식(食)** ③ **해열 진통제** ④ **고염분** 등인데, 이것들은 이미 실험에서 그 사실이 증명된 바 있습니다.

(3) 소화불량의 원인은 위산 부족 때문이다

트림이나 소화불량은 위산 과다가 그 원인이라고 생각하는 분이 매우 많으리라고 생각합니다. 사실은 이와는 정반대입니다. 이러한 증상은 위산 부족이 그 원인입니다.

위산의 주성분인 염산은 페푸시노글이라는 효소를 펩신으로

---

[4] 천식, 아토피성 피부염, 알레르기성 비염 등.

바꿉니다. 이것은 단백질 분해용 효소입니다. 만약, 위산(염산)이 부족하면 단백질 분해는 더욱 줄어듭니다.

제산제(制酸劑)나 위약은 위산(염산)을 억제하는 약제인데, 그것이 반짝 효과가 있다고 여길지 모르지만, 사실은 **도리어 소화불량을 조장합니다.**

그러므로 장내 부패가 생기면서 질병화하므로 제산제나 위약의 상용(常用)은 극력 피해야 합니다.

흥미로운 일은 위산부족[5]은 아주 많은 위산의 관련으로 발증(發症)합니다. 복부의 팽만감·가스·트림·변비·설사는 바로 위산 부족의 증거입니다.

또한, 이들 소화기 증상은 큰 병, 난치병, 만성병의 출발점이기도 하며, 되도록 이러한 초기 증상의 시점(時點)에서 슬기롭게 대처해야 합니다. 구체적으로는 **반단식(半斷食)의 장려**와 **양질의 효소 건강식품을 섭취**할 일입니다. 이렇게 한다면 위장 상태가 거의 정상적으로 유지됩니다.

(4) 식이섬유로 배변 촉진

효소와 더불어 식이섬유를 많이 섭취하는 일이 건강 유지에 아주 탁월한 효과를 가져옵니다. 식이섬유 섭취로 얻는 효과는 아래와 같습니다.

● 대량의 배변이 가능하며, 변량(便量)을 증대시킨다.

---
[5] 위 하부의 염산 부족을 가리킴.

- 변량 증대에 따라서 장내 세균이 정상화된다.
- 장내의 부패균이 감소된다.
- 필요한 양질의 영양소 흡수가 용이하다.

이와 같이 엄청난 건강상의 효과가 있습니다.

식이섬유를 대량 섭취한다면 무엇보다도 장내의 유용균의 반응이 현저하게 좋아집니다. 섬유는 흡수되는 것이 아니라 변괴(便塊)를 크게 하면서 좋은 영양소만이 흡수되도록 돕습니다.

다만, 충분히 저작(chewing)하지 않으면 효소의 반응이 따르지 않으므로 '이상발효'가 되면서 장에서 대량의 가스가 생기게 되므로 잘 씹는 일이 매우 중요합니다.[6] 충분히 저작한다면 입안의 프티아린 및 아미타제 등의 소화효소가 증가함으로써 소화는 더욱 잘 됩니다.

5. 노화는 왜 생기는가?

노화가 왜 생기느냐에 대해서는 '효소영양학'이 발표되기 전까지는 여러 가지 학설로 분분했었습니다.

예컨대, 신경내분비설 · 스트레스설 · 면역설 · 유전자 프로그

---

[6] 한 술의 밥이나 반찬을 적어도 50번은 저작하여야 효과적이다. — 역자.

램설 · 체세포 돌연변이설 · 유전자 번역설 · 노폐물 축적설 · 활성산소설 · DNA 장해설 등등이 그것이었는데, 이것들은 모두 일리(一理)가 있기는 합니다.

이러한 학설 중에 새로이 끼어든 것이 '효소의 존재'라는 생각이었습니다. 효소는 만들어지는 것이기는 하지만 결과적으로는 '평생 일정량'이라는 사실이 판명되었기 때문입니다.

노화란 평생에 일정량의 잠재효소가 감소됨으로써 생기는 생체의 소모(消耗)인데, 다른 인자(因子)보다 훨씬 강력하게 작용하는 인자야말로 효소의 소모입니다.

나이는 먹었어도 보기에 젊고, 질병 없이 살려면 어떻게 해야 할 것인가? 이 해답은 아래의 9개 항목을 실천하는 일입니다.

【노화 지연의 9개 원칙】

① 매일, 매식(每食)을 효소가 든 먹거리(과일 · 생야채)를 먹는다.
② 노화하게 하는 먹거리(가열식 · 가공식품 · 흰설탕 · 산화유(酸化油) · 트랜스형 유지 · 고기 · 달걀의 과식)를 극력 피한다.
③ 깊은 수면을 취한다.
④ 밤 8시 이후에는 식사를 들지 않는다. 꼭 먹어야 할 경우에는 소화가 잘 되는 먹거리를 소량 든다.
⑤ 아침의 빈 속에 효소가 많은 과일만을 먹는다.
⑥ 효소 건강식품을 매식 후 및 취침 전에 섭취한다.
⑦ 매일 걷고, 적당한 운동으로 땀을 흘린다.

⑧ 하루 2~3회 대량·양질의 배변을 보도록 노력한다.
⑨ 스트레스를 해소한다.

　이상의 9가지 원칙을 실천하는 일은 최대이면서 최소한의 조건입니다.
　또한, 천연 호르몬을 맞는 것도 좋을 것입니다. SOD 식품이나 비타민, 미네랄, 파이트·케미컬의 기능식품 섭취 역시 좋은 것입니다. 그러나 효소 건강식품이나 날것으로 먹는 먹거리에 앞서는 먹거리란 없을 것이라고 나는 믿습니다. 효소 건강식품은 이 모든 것을 내포하고 있으므로 가장 뛰어난 되젊어지는(rejuvenescence) 최고약이라고 할 수 있습니다.
　"모든 것을 내포하고 있다."라는 말의 뜻은, 그 속에는 효소 물질만이 아니라 항산화 물질·미네랄·일부 비타민까지 포함되어 있다는 말입니다. 최고 최강의 항산화 물질은 효소 그 자체입니다.
　생물인 이상 노화를 면할 수는 없습니다. 나이를 거듭할수록 별의별 증상으로 말미암아, 효소 제조능력이 저하함으로써 '효소 예금 잔액'이 감소해 간다는 사실을 누구나 실감할 것입니다.
　이 현상을 방지할 최대의 물질이야말로 효소 건강식품이므로, 이것을 젊은 시절부터 섭취한다면 노화를 크게 지연시킬 수가 있습니다.

6. 효소가 부족하면 나타나는 증세

효소의 결핍은 체내의 비타민 미네랄 작용과도 유관합니다. 대부분의 미량 영양소는 단백질 및 단백질+미량 영양소의 혼합 등에 결합되어 있습니다. 이들 물질은 소화효소와 염산 또는 장액(腸液) 없이는 분해할 수 없습니다. 즉, 효소는 언제나, 어디서나 필요한 물질입니다.

【효소 결핍(또는 소모)에 따르는 증상】
아래의 증상은 효소 결핍(또는 소모)에 의해서 나타납니다.
- 식후의 식곤증, 트림, 빈번한 방귀
- 복부 팽만감, 복부 경련
- 위통, 위의 답답함, 구토기, 위의 불쾌감
- 설사, 변비, 악취의 대변
- 식후의 권태감
- 먹거리 알레르기, 아토피, 천식
- 가슴의 답답함, 흉통(胸痛)
- 현기증, 살결의 거칠음
- 생리통, 생리불순
- 어깨 결림, 두통, 불면
- 치질

【효소 결핍으로 생기는 질병】

효소가 결핍(부족)하면 앞에서 열거한 증상이 빈번히 나타나다가 결국에는 아래와 같은 질병으로 진전합니다.

- 급성 또는 만성 위염
- 급성 또는 만성 대장염
- 급성 또는 만성 췌장염
- 급성 또는 만성 담낭·담관염
- 위산감소증
- 방광염
- 방광섬유증
- 부정맥
- 동맥경화
- 메니엘병
- 치핵(痔核)
- 기관지염
- 류마티스
- 천식
- 백내장
- 화분증(비염)
- 불임증
- 입덧
- 난소낭종

● 암

 가열(加熱)한 식사만을 계속한다면 체내의 효소가 과도하게 소모됨으로써 먹은 것의 소화불량이 초래됩니다. 이것을 돕고자 우리 생체는 '치유 시스템'이 가동되는데, 이에 따라서 면역계(免疫系)의 능력이 저하되어 갑니다.
 사실은, "오늘날의 먹거리 알레르기는 효소 결핍이 최대 원인"이라는 사실이 최근에 확인되었습니다. 효소가 결핍한 먹거리나 먹는 법으로 효소 결핍이 생기며 알레르기가 발생합니다.

7. 머리 · 허리 · 관절의 통증에는 그만한 이유가 있다

 '효소 연구'의 결과, 간장병 · 고혈압 · 동맥경화 · 알레르기 · 결핵 · 당뇨병 · 심장병 · 류마티스 · 비만 등의 질병은 모두 환자 세포 내의 효소 기준이 매우 낮다는 사실이 확인되었습니다.
 비만자 중에는 '지방분해효소(리파제 레벨)'의 저하로 인해서 비만이 된 사람도 있습니다. 아미라제 효소 기준이 낮은 탓에 간장병이 발견된 사람도 있습니다. '먹거리 알레르기' 환자도 혈중 효소 기준치의 저하에서 발견되곤 합니다.
 스웨덴의 어느 연구소의 연구원은 동물에게 가열 조리한 먹이를 먹인 실험에서, 그래도 그들이 젊었을 때에는 별 탈 없이 성장

했지만, 성숙해지면서 급속히 늙으면서 변질성(變質性) 난치병에 걸리자 일찍 죽더라는 연구 보고를 하였습니다. 이와는 반대로 날것의 먹이를 주었더니 노화가 늦게 오면서 난치병 및 희귀병에 걸리지 않더라는 것입니다.

야생 동물은 산 효소가 듬뿍 들어 있는 '날먹거리'를 항시 섭취하고 있으므로 인간을 괴롭히는 심각한 질병이나 만성질병 따위를 모르고 살아갑니다.

만물의 어머니나 다름 없는 땅은 야채와 과일을 듬뿍 생산해 줍니다. 이것에는 인간이나 동물을 살려 가기에 충분한 성분이 들어 있습니다. 그런데도 인간은 설탕이라는 반자연적 물질을 만들어 냈고, 본래의 약이라고는 도저히 볼 수 없는 화학약제를 만들어 냈고, 자연에 어긋나는 가공(加工)한 식품을 만들어 내어 스스로를 질병의 늪에서 허우적대게 하고 있습니다.

관절통(무릎·발·손·허리·목)이나 요통, 좌골신경통이나 두통 역시 효소 부족의 원인으로 일어납니다. 통증은 '쿠엔산(酸) 사이클'이라는 에너지 회로(回路)에 먹거리의 영양소가 공급되지 않을 때 생깁니다.

말하자면, 먹거리가 효소 부족으로 인해서 쉽게 미량분자로 분해되지 않을 때 그 영양소는 부패균에 의해서 처리되는데, 부패균은 산소가 없는 혐기성(嫌氣性) 균이므로, 호기성(好氣性) 에너지 회로가 작동되지 않자, 그 대신에 혐기성 회로가 작동합니다.

이렇게 되면 유산(乳酸)이나 피루빈산이 생기는데, 이것들이 근육을 마치 바위같이 굳힘으로써 무서운 통증이 생기고, 종당에는 온몸의 근육통으로 이어져 갑니다.

두통은 이러한 과정 결과 뇌에 생긴 빈혈로 셀로토닝의 출현으로 약간의 두개(頭蓋) 내압(內壓)으로 일어나는 현상입니다.

즉, 거의 모든 통증은 장에서 출발한다고 할 수 있는데, 그 최대 원인은 효소 부족으로 단백질 분해가 시원치 않자, 에너지 회로가 원만히 움직이지 못한 결과 혐기성 회로가 작동한 탓입니다.

아주 심한 피로 역시 단백질이나 지방의 소화불량이 그 원인입니다. 소화불량은 앞에서 설명한 메커니즘에 따르는 것인데, 전신 근육에 피로 물질인 산(酸)[7]을 만들어 내기 때문입니다. 이러한 산은 통증과 더불어서 피로를 만들어 냅니다.

또한, 활성산소가 나타나서 세포 파괴가 진행되면, 그 독소는 온몸에 쌓입니다. 이것이 **세포변비**입니다. 처리를 맡은 효소(대사효소)의 결핍으로 독소 제거가 시원치 않으면서 '산(酸)'과 '독소'의 동시 공격으로 피로는 더욱 심해져 갑니다.

이러한 증상이 계속된다면, 피로감에 곁들여서 외관(外觀)도 사나와져 갑니다. 주름·검버섯·탈모·비듬이 나타나며, 얼굴에는 생기가 안 보이고 목소리에는 기운이 없습니다. 몸 전체가

---

7) 젖산, 필르빈산, 낙산, 아세토초산.

시들면서 맥이 없는데, 이러한 과정에서 다루기 힘든 질병이 나타납니다.

8. 왜 구운 꽁치에는 무즙을 얹는가?

　효소영양학의 역사적 배경은 에드워드 하우웰 박사가 명명한 '식물효소'가 원점입니다. 체내 효소(잠재효소)인 대사(代謝) 및 소화효소의 과학적 지식을 알게 되기 전까지의 효소활동에 관한 지식이란 고작, 그것이 식물(植物)·동물의 에너지원(源)이며, 이것은 먹거리로 섭취하는 데 이용되고 있다는 정도의 아주 빈약한 것이었습니다.

　이들 효소는 녹말에서 알코올 음료를 만드는 데에 쓰였고, 우유에서 치즈나 기타 각종 영양식품을 만드는 데에 쓰이는 등, 식물동물의 효소와 똑같이 미생물의 구성요소로서 인식했습니다.

　동양에서는 고래로, 된장·청국장·간장·초를 만드는 데에 쓰임으로써 말하자면 발효식품이라고 불리어 왔습니다. '발효(發酵)'란 문자 그대로 '효소를 생기게 하는 식품'을 만드는 과정을 가리킵니다. 또한, 기타 지역에서는 치즈, 요구르트 등이 대표적 발효식품인데, 이것들은 '식물(食物)효소 보조식품' 입니다.

　식물효소란 가열되어 있지 않은 '날식품' 속에 많습니다. 신선한 야채와 과일에는 그 소재(素材) 자체에 포함되어 있는 비타민이나 미네랄 외에 이 책의 주인공인 식물효소군(群)이 풍부합니다.

예컨대, 남(南)중앙 아메리카에 있던 원주민들은 고기를 파파이야 잎으로 싸서 방치함으로써 파파이야에 포함되어 있는 소화효소가 고기를 부드럽게 했던 것이라든가, 딱딱한 고기 스튜에 녹색 야채를 곁들여서 부드럽게 하는 식품가공을 아득한 옛날부터 습관화해 왔습니다.

동양에서도 꽁치를 구어 먹을 경우에는 무즙을 내어서 얹는데, 이것은 생 무에 있는 소화효소 자스타제에 생선 단백질을 소화하는 기능이 있기 때문입니다.

이탈리아에서는 프로슈트라는 날것의 햄을 날 멜론에 싸서 먹는 미식가가 즐기는 전채(前菜) 요리가 있는데, 이것 역시 소화보조라는 차원에서 보면 합리적인 일입니다.

유럽 각 지역에서는 식후 디저트에 앞서서 치즈를 먹습니다. 동양인에게는 후식에 앞서서 먹는 치즈에 납득이 안 가리라 믿습니다마는, 이렇게 발효 물질을 섭취함으로써 소화를 돕고 있습니다. 이러한 식생활상의 지혜는 세계 도처에서 산견(散見)됩니다. 이와 같이, 어느 나라건 부지불식간에 소화보조를 하고자 먹거리에서 효소를 보완하는 방법을 터득해 왔습니다.

9. 야생동물은 왜 병이 없는가

현대인의 식생활은 식물효소가 듬뿍 들어 있는 먹거리를 주식으로 삼는 식생활에서 멀어져 있어, 주로 가열식품과 가공식품 위주의 삶으로 변해 있습니다.

식품효소의 대부분은 48℃ 이상의 열처리로 파괴됩니다. 야채에는 미네랄이 있지만, 이것을 날것으로 먹을 경우와 달리 데치거나 볶으면 열을 받은 식물효소의 유효성은 사라집니다.

에드워드 하우웰 박사는 그의 『효소영양학』에서 아래와 같이 설명하고 있습니다.

"여러분은 정글에 살고 있는 야생동물이 암 · 심장병 · 당뇨병 등으로 고생하는 모습을 본 적이 있습니까? 야생이므로 동물을 본 적이 없노라고 하지 마십시오. 아프리카에서 야생동식물의 생태계를 관찰 · 연구하고 있는 과학자로부터는 야생동물이 병에 걸렸다라는 보고가 없습니다.

예컨대, 야생 사자가 심장 발작으로 구급차에 실려 가는 모습이라든가, 침팬지의 암컷 유방이 암으로 퉁퉁 부어 있는 모습이라든가, 관절염의 악화로 걷지 못하는 코끼리의 모습이 있다면, 이것이야말로 틀림없이 전 세계의 톱뉴스가 될 것입니다."

제2장에서 이미 지적했듯이 질병의 원인은 식사만이 아닙

니다. 정신적 스트레스 또한 큰 영향을 미칩니다. 하우웰 박사는 다시 아래와 같이 말합니다.

"밤낮으로 먹히느냐 먹느냐라는 약육강식의 세계에 살고 있는 야생동물의 삶이란 바야흐로 죽음과 직면하는 크나큰 스트레스 그 자체이다."

이와 비교한다면 우리가 애지중지 키우고 있는 페트는 비록 우리와는 다른 생물이라고는 하지만, 인간의 생활습관병과 별반 다름 없는 질병에 시달리고 있지 않습니까. 그렇다면 인간이나 인간이 키우고 있는 페트에게만 나타나는 암·심장병·당뇨병을 비롯한 생활습관병이 야생동물에게는 전혀 없는 이유는 무엇이겠습니까?

그것은 **야생동물이 '날것의 먹거리를 주식으로 삼는 식생활'을 하고 있는 탓**입니다.

생각해 보십시오!

애견을 비롯한 우리의 페트는 보통, 페트 후드(pet food)라는 가공사료를 주식으로 하는 식사를 주인으로부터 제공받고 있습니다. 사육주(飼育主)인 인간 역시 편리하고 오래 가는 가공식품을 먹는 한편, 요리의 대부분이 가열된 것입니다.

본래라면, 먹거리의 90% 이상이 식물효소가 포함된 먹거리를 주식(主食) 삼아야 할 것을, 반대로 90% 이상의 가공식품 및 가열된 맛있는 요리가 식탁에 널려 있는 것이 오늘의 실정입니다.

여기에 다시, 다이옥신이나 농약으로 오염된 먹거리를 고려한다면 정말 안전한 먹거리를 먹는 일 자체가 불가능하지 않느냐는 생각으로 마음이 무거워집니다.

10. 현대사회에서의 '건강과 장수 비결'

먹거리로서 섭취해야 할 효소가 부족해 있다면 생체는 먹거리가 체내에 들어올 적마다 스스로 소화할 수 없는 먹거리를 소화시키고자 대량의 소화효소 제조 작업에 열을 내야 합니다.

또한, 오염된 먹거리를 섭취한다면 이번에는 대사효소가 유해물질을 체외로 배설하고자 필사적으로 작업합니다. 식사 때마다 체내에 비축해 있던 '효소 예금'을 끌어내게 되므로 지폐 인쇄공장은 바쁘기만 합니다.

이래 가지고는 문명사회에서 격리되어서 원시적·야성적 삶을 누리고 있는 타잔 같은 생활밖에 없지 않느냐고 근심과 불안에 싸이게 됩니다.

오늘날 우리 주변에는 맛있는 먹거리가 지천(至天)입니다. 이 생활에서 벗어나서 타잔 같은 원시생활을 해야 한다는 것 자체가 무리한 일입니다. 때로는 맛있는 튀김이라든가 제비살 고기를 탐식하고 싶은 생각이 굴뚝 같을 것입니다.

중요한 일은 이러한 미식생활(美食生活)에 탐닉할 일이 아니라, '효소영양학'의 지식을 터득함으로써 생야채와 과일을 적극적으로 섭취한다든가, 효소 건강식품으로 효소를 공급해 나가는 일이 아주 중요함을 깨달아야 합니다. 그러면서도 가장 중요한 일은, **때로는 내장을 쉬게 해 주고, 장내를 깨끗하게 유지해야 한다**는 점입니다.

이제 독자께서는 건강과 장수의 비결에 관해서 충분히 납득되었으리라 믿습니다.

소화를 돕는 효소를 먹거리에서 듬뿍 섭취함으로써 체내 효소의 제조량을 줄이는 사전소화(事前消化)라는 문제를 충분히 고려한 식생활을 계속하는 일이야말로 가장 중요한 일입니다.

제6장

최강의료(最强醫療)를 이끌어 가는 『효소영양학』

1. 하우웰 박사가 체험한 영양요법

바야흐로 '효소영양학'에 관한 본제를 다루겠는데, 우선 이것의 개조(開祖)인 하우웰 박사가 1924년에 근무의사(勤務醫師)로서 참가한 린드라 요양소에 관해서 설명하겠습니다. 왜냐하면, 하우웰 박사는 이 요양소에서 효소에 대한 흥미를 갖게 되었기 때문입니다.

이 요양소는 20세기 초두, V. 린드라 박사가 「이화영양요법(異化營養療法)」을 시작한 무대였고, 이 요법은 인체(人體)의 '동화작용(영양소를 소화·흡수하는 작용)'과 '이화작용(흡수한 영양소를 에너지로 전환하는 작용)'을 그 바탕으로 해서 구상된 것입니다.

원래 린드라 박사의 부친 H. 린드라 씨는 그의 경험을 바탕으로 해서 이 요양소를 개설하였는데, 영양사였던 H. 린드라 씨는 당뇨병과 비만으로 고생을 겪어 온 113kg 체중의 키 작은 사나이였습니다. 체중을 줄이고자 몇 번이고 식사 조절을 시도했지만 전혀 효과가 없었습니다.

언젠가 친구의 권유로 동유럽에서 널리 알려진 영양요법사인 네입 목사를 소개받았습니다. 목사는 약제 대신에 과일·야채 등을 식사에 도입한 극히 자연적인 식사요법에 의해서 H. 린드라 씨의 당뇨병을 개선시킨 동시에 어렵지 않게 체중을 18kg이나 감량하는데 성공했습니다.

자기의 체험에 감명받은 H. 린드라 씨는 영양요법에 일생을 바치고자 1904년에 의사 자격을 얻고, 린드라 요양소를 창설하기에 이르렀습니다. 후일 그의 후계자가 된 아들인 V. 린드라 박사는「이화영양요법」이라는 날과일과 날야채를 주축으로 하는 영양요법을 넓히기에 이르렀습니다.

1925년, 하우웰 박사가 이 요양소에 근무하고 있을 때의 일입니다. 30일 후에 결혼할 여성이 찾아와서, "결혼식 날까지 14kg 정도의 감량을 해야겠습니다."고 요청했습니다.

린드라 박사는 '반(半)단식요법'에 의한 치료를 했지만 7일간에 겨우 1.8kg의 감량이 되었을 뿐, 이대로 간다면 30일간에 14kg의 감량은 엄두가 안 나는 일이었습니다.

그래서 '반단식요법'을 중단하고 당뇨병 환자에게 아주 효과적인 '날것을 먹는 다이어트 요법' (이것이 이화영양요법임)을 시도한즉, 하루에 약 1kg, 1주일에 약 5.4kg의 감량 효과가 있었고, 다음 1주간에는 약 3.6kg, 최종적으로는 약 15.4kg의 감량에 성공했습니다.

이 여성의 사례(事例)를 분석해 본다면 기묘하게도 '반(半)단식요법' 시행 때보다는 '날것으로 하는 다이어트' 실천 쪽이 다량의 먹거리를 섭취하였음에도 불구하고 크게 감량했던 것입니다.

그 후, 152명의 '반(半)단식요법'과 207명의 '이화영양법(생식요법)'을 비교해 본즉, 감량에 관한한 분명히 후자가 유효하다는 사실을 알아냈습니다.

이 요법의 포인트는 먹거리의 '분량'이 아니라, 그 '질'에 중점을 둔다는 점입니다. 날과일이나 날야채에 포함돼 있는 성분이 우리 생체에 미치는 엄청난 힘을 일찍이 하우웰 박사는 알아차리고 만성병 개선이라는 그의 체험을 통해서 허다한 임상증례를 축적해 갔던 것입니다.

2. 치료에 활용되는 「식양생법」의 발견

'이화영양요법'이 감량에 어떻게 해서 유효하냐 하면, 우리의 생체는 먹거리를 소화시키는 데에 체내에서 많은 에너지(칼로리)가 요구됩니다. 평소 과히 골똘하게 생각한 바 없으리라 생각됩니다마는 하루 3회의 식사 때마다 체내에서는 상당한 노동을 하고 있다고 생각해 보십시오.

먹거리가 입에서 체내로 들어가면 우선 저작해서 으깨는 작업으로 에너지를 소비하는 동시에 타액이 분비됩니다. 먹거리는 적당한 크기로 끊기고 으깨져서 넘어가는데, 이때 식도운동을 타고 먹거리는 위(胃)로 옮겨집니다. 생체는 이 과정에서 소화용의 분비액을 만들어 냅니다.

그 후, 먹거리는 덩어리가 되어서 긴 소장을 거치는데, 이때 생체는 먹거리에 포함된 영양소를 흡수합니다.

이러한 일련의 작업은 간장·췌장·비장 및 기타의 여러 장기의 작용에 맡겨지는데, 이들 각 장기에서 쓰이는 에너지의 분량은 막대한 것입니다. 거기에다가 잊어서는 안 될 일은, 먹거리를 섭취하기 전에 사람에 따라서는 조리작업 또는 식탁 준비로 다른 에너지를 소비했을지도 모른다는 점입니다.

여기에서 고려할 일이 있습니다.

먹거리가 그 자체의 칼로리가 비만에 이어지느냐, 또는 감량에 이어지느냐 하는 문제는 먹거리의 '질'에 따라서 각기 다르다는 점입니다. 즉, '동화(소화·흡수)' 작용이 '이화(에너지의 轉化)' 작용보다 많아지면 비만 경향이 되고, 그 반대면 슬림화해 갑니다.

가령 돼지고기를 먹은 경우, 그 소화과정에서 소비되는 에너지(칼로리)는 돼지고기 자체가 제공하는 에너지(칼로리)를 밑돕니다. 따라서 결과적으로 '칼로리 오버'가 되는데, 이것을 연소시키려면 적당한 운동을 해야 합니다.

이에 대해서 '이화영양요법'에서 천거하는 생과일의 대표격인 사과는 앞의 돼지고기와 같은 과정을 거치면서 소화되는데, '칼로리 오버' 되는 일이 없습니다. 오히려, '이화' 작용에 쓰이는 에너지가 많아집니다. 바꿔 말한다면, 생체는 소화를 위해서 체지방(體脂肪)을 에너지(칼로리)로 변환시켜 가려고 합니다. 이것이 곧 감량이라는 결과를 가져옵니다.

'소화'는 우리가 살아가는 데에 필요 불가결한 과정입니다.

'먹는 일'의 뜻은, 그 먹거리에 포함돼 있는 영양소를 체내에 흡수하는 일입니다. 이것이 곧 '동화' 작용입니다. 또한, 우리의 생체는 저축돼 있는 에너지를 사용해서 잔류물이나 유해물질을 체외로 배설하는 작용을 합니다. 이것이 바로 '이화' 작용입니다. 우리는 이 '동화', '이화'를 되풀이함으로써 삶을 이어가고 있는데, 이들 활동을 통털어서 '대사(代謝)'라고 합니다.

하우웰 박사가 린드라 요양소에서 경험한 영양요법이란, **'먹거리의 질을 중시하고, 그것을 질병 치료에 활용한 식양생법**(食養生法)**'** 이었습니다.

그렇다면, 우리 몸 속에서 이루어지고 있는 대사활동은 무엇에 의해서 발동되고 있겠습니까? '대사'라는 극히 중요한 체내 화학반응을 일으키는 원동력은 과연 무엇일까요? 실은, 하우웰 박사가 그의 인생을 걸고서 그 연구에 몰두하게 되는 생명물질인 '효소'야말로 그 원동력이었습니다.

3. 진짜 영양학이란 무엇인가?

'효소영양학'을 설명하기에 앞서서 일본의 영양학에 관해서 언급하고자 합니다.

유감스럽게도 일본의 영양학 교육은 '부엌 영양학'에 불과합니다. 요리 재료가 몇 칼로리냐를 계산하고, "이 요리는 합계 약

○○칼로리이니 저(低) 칼로리식(食)이므로 비만 걱정이 없습니다."라는 식의 영양학입니다.

최근에는 각급 식당에서, 대중의 건강지향을 의식해서인지 '장어 ○○칼로리', '햄버거 ○○칼로리', '스파게티 ○○칼로리' 등의 칼로리량을 메뉴에 기재하고 있는 곳이 늘어가고 있습니다. 이것을 참고해서 식단을 주문하는 사람도 많으리라 봅니다.

'빼빼 말라깽이의 돼지'라는 말이 있듯이, 매일 거의 같은 분량의 식사를 섭취하고 있는데, 어떤 사람은 뚱뚱해지고, 어떤 사람은 빼빼합니다. 똑같은 분량의 술을 마셨는데도 이내 얼굴이 빨개지는 사람이 있는가 하면, 물 마시듯이 마시는 술에도 끄떡없는 사람이 있습니다.

왜 그럴까요? 똑같은 분량의 칼로리를 섭취했다 해서 모두 같이 그 먹거리를 분해하고 필요한 영양소를 똑같이 흡수하는 것이 아닙니다. 또한, 소화가 잘 되었다 해도 모든 잔류물을 지체 없이 배설하고 있지도 않습니다.

알코올에 관해서도 꼭 같습니다. 빨리 분해하는 사람, 분해가 과히 빠르지 못한 사람, 알코올을 전혀 받지 못하는 사람 등으로 각자의 체질은 다릅니다.

현대인의 식생활에는 가지각색의 재료를 쓰고, 또한 별의별 조리법으로 꾸며진 먹거리가 주야를 가리지 않고 식탁을 요란케 합니다.

잘 구워진 스테이크와 생과일을 비교해서 "어느 편이 소화에 좋겠는가?"라고 묻는다면, 아마 대부분의 사람들이 '과일'이라고 답할 것입니다. 비록, 영양학 지식이 없다 해도 소화에 좋은 먹거리는 본능적으로 알게 되는 듯합니다.

소화과정에서 오랜 시간이 걸리면 대량의 소화효소가 쓰여질 뿐만 아니라, 그것에는 대사효소의 방대한 낭비와 직결됩니다. 식사 후에 잠이 오는 경우가 있는데, 이것은 소화효소와 대사효소의 막대한 낭비에 따르는 에너지의 소모가 원인입니다.

비록, 시간이 다소 걸리더라도 모든 것이 정상적으로 소화되고 잔류물만이 배설되는 것이 이상적이지만, 일반적 식생활자는 배설·소화·흡수의 각 과정에서 흔히 무엇인가 그 사람만의 문제를 안고 있습니다.

1993년, '국립위생연구소'[1]라는 방대한 기관의 한 부서에서는, 미국민을 대상으로 전연방의 병원 협조하에 소화기관에 대한 조사를 실시하였습니다. 이 조사 결과는 아래와 같습니다.

매월		
	6,600만 명	가슴답답증의 호소
	2,000만 명	과민성 장증후군이었고
	2,000만 명	담석증
	4,500만 명	소화불량으로 통원치료
	2,200만 명	만성적 소화불량에 약효가 없다
	19만 132명	소화기계통 질환으로 사망

1) National Institute of Health USA.

이 숫자는 사실 그대로 입니다. 연(延)인원으로 친다면 미국인 두 명에 한 명은 다소간을 불문하고 소화기계(系)에 문제를 지니고 있었습니다.

작금에 이르러서 미국의 영양요법 전문가들은 이와 같은 증상에 관해서 '소화효소의 불안전 분비에 의한 증상'이라고 판단하였습니다. **먹거리 여하에 따라서는 체내의 소화효소만으로는 완전한 소화를 할 수 없다**라는 견해입니다

예컨대, 두터운 스테이크를 먹었다고 합시다. 이때, 통상 소화를 위한 특정 소화효소가 필요하게 되는데, 소화용 효소 공급이 부족해지면 스테이크에 포함된 단백질의 분해가 안 됩니다. 그 결과, 체내의 각 기관에는 일제히 스트레스가 생김으로써 완전 소화되지 못한 단백질이 혈관 내로 들어갑니다. 이때, 대장에서는 소화부전(不全)의 단백질 노폐물은 장시간 체류할 수밖에 없으므로 유해물질, 발암성 화학물질이 생겨나면서 체내 이상(異常)의 방아쇠가 됩니다.

체내에서 소화부전이 발생했더라도 우리는 배가 고프면 다시 식사를 합니다. 이때, 새롭게 섭취한 먹거리의 '동화' 작업(분해·소화)용으로 체내 효소가 부단히 소비되며, 나아가서는 '이화' 작업(에너지의 이용 및 배설)용으로도 체내 효소가 쓰입니다.

소화가 나쁜 음식을 밤낮으로 먹는다는 것은 비만과 생활습관병으로 줄달음질치는 '공포의 나날'의 입구임을 아십시오. 이와는 반대로, 먹은 음식을 제대로 배설함으로써 항상 장 속을 청결

하게 유지하기에 용심(用心)한다면 먹은 음식은 깨끗이 소화·흡수되므로 질병에 걸리지 않는 '건강 체질을 구축하는 나날'이 계속될 것입니다.

이와 같이, 참다운 영양학이라면 배설·소화·흡수라는 인간체(人間體)의 기능을 깊이 참작해야 할 일이라고 생각합니다.

4. 효소영양학의 목적

'효소영양학'을 공부하는 최대 목적은 — 우리의 체내 효소제조 작업을 최소한으로 억제하고, 억제된 분량의 에너지를 생체의 수복작업, 질병에 걸리지 않게 하기 위한 자기 면역력의 강화 쪽으로 돌림으로써 대사효소를 보다 효과적으로 작동시키기 위한 체내 환경을 가꾸어 나가는 데에 있습니다.

그러기 위해서는 매일의 식생활에 효소영양학을 반영시켜서 '사전소화의 가능성을 추구하는 식생활'에 관심을 두어야 합니다. 즉, 사전소화가 가능한 '소화효소가 듬뿍 든 먹거리(식물효소)를 적극적으로 섭취'하는 일이 아주 중요합니다.

그러나 날과일·날야채 중심의 100% 식생활을 철저화하려고 해도, 역시 한계가 있게 마련입니다. 왜냐하면, 우리 현대인은 '불'의 사용에 익숙해져서 맛있는 조리법이 몸에 배어 있기 때문입니다. 새삼스러이 날음식만의 식생활을 계속한다는 것은 상당히 고통스러운 일입니다.

중요한 일은, 이 최신 영양학을 알게 됨으로써 **먹거리효소 중심의 식생활을 다소나마 깊게 의식하는 일**입니다.

그러면서 부족한 부분은 효소 건강식품(화학적으로 제조하지 않은 발효식품의 연장으로서의 건강식품)으로 보충하면 됩니다. 그렇게 함으로써 스스로가 만들어 내는 소화효소의 분비를 억제한다면 필요 이상의 부담을 내장에 주지 않게 됩니다.

이렇게 습관화한다면 먼 장래를 향해서 건강을 유지해 가는 기본이 됩니다.

5. 효소영양학의 두 가지 포인트

(1) **적응분비의 법칙** ― 먹거리 여하에 따라서 체내 **소화효소의 분비량이 다르다.**

먹거리가 체내에 들어가면 우선 타액이 섞여집니다. 그 후, 내장의 각 기관을 통과하는 과정에서 여러 가지 소화효소가 분비됩니다.

분비되는 효소의 종류와 그 분비량은 먹거리의 종류 및 먹는 법 여하에 따라서 다릅니다. 비교적 소화가 잘 되는 먹거리를 먹었을 때와 소화에 지장이 있는 음식을 먹었을 때와는 소화효소의 소비량에 큰 차이가 있습니다. 생체가 먹거리의 종류에 따라서 거기에 맞는 적절량의 소화효소를 분비하는 것을 가리켜서 소화효소의 **적응분비(適應分泌)의 법칙**이라고 합니다.

이것이 아주 중요한 부분입니다. 효소영양학이 50년 이상이나 지연된 것은, 1904년에 러시아의 센트페테르브르크의 B. P. 팝킨 교수가 발표한 '효소의 병행(並行)분비론'이 일반화된 탓이었다고 하우웰 박사는 지적하고 있습니다.

'병행분비론'이란, 세 가지의 주요한 소화효소(아미라제·프로테아제·리파제) 중에서 소화에 한 가지밖에 필요치 않은 먹거리일지라도 이것을 소화함에 있어서 생체는 위의 세 가지 효소를 동시에 분비한다는 내용입니다.

이 견해는 효소에 관한 잘못된 인식일 뿐만 아니라, 이들 소화효소가 생명·건강·질병에 미치는 영향을 전혀 무시한 최악의 가설이었습니다.

나아가서 팝킨 교수는 1935년에 다시 발표하기를, "이들 세 가지 소화효소는 인간이나 다른 동물 역시 똑같이 췌장의 분비선에서 똑같은 농도로 분비된다."라고 발표하였습니다.

효소를 아무리 소비하더라도, 그것은 체내에서 영구히 만들어진다는 잘못된 견해를 뿌리내리게 한 것은 바로 이 '병행분비론' 때문이었는데, 이것은 '효소영양학' 연구를 50년 이상이나 지연시킨 원흉이라고 하겠습니다.

사실은, '적응분비의 법칙'은 전문가의 실험으로 100년 이상이나 되는 그 전부터 확인된 바 있었습니다. 많은 과학자들은 다양한 연구로써 이 법칙을 증명해 왔던 것입니다([표 5] 참조).

하우웰 박사의 '식물효소 개념'의 결론은, 바로 이 '적응분비의 법칙'에 따른 것입니다. 즉, "**먹거리 효소를 잔뜩 포함한 먹거리를 먹었을 경우, 소화 작업에 소비되는 에너지의 소모는 감소되며, 소화효소를 만들어 내려는 생체의 부담을 조금이라도 감소시킴으로써 체내 효소는 온존된다. 그리고 온존된 분량**

[표 5]

효소의 '적응분비의 법칙'을 지지하는 주요 연구		
년차	연구자 명	연구 결과
1907년	L. G. 사이몽	사람의 타액(아미라제 효소의 분비)은 식사 내용에 따라서 변한다. 녹말 식사에는 아미라제의 분비가 증가하고, 단백질의 식사에는 약해진다.
1927년	B. 골드스테인	사람이 췌액에 있는 효소(리파제·아미라제·트립신)의 분비는 먹거리의 종류에 따라서 다르다.
1935년	V. 도로빈튜바	사람의 췌액은 분비물 배출 개구관(開口管)에서 나오는데, 리파제는 지방질 식사 때에 증가하고, 아미라제는 탄수화물 식사에, 트립신은 고기 식사 때에 각기 증가한다.
1943년	그로스만 & 아이비	고(高)탄수화물 식사에서는 아미라제가 증가하고, 트립신이 감소된다. 또한, 고단백질 식사에서는 트립신이 크게 증가한다. 이 결과는, 162마리의 흰쥐 췌장 조직의 산소량을 측정해서 얻었다. 조직 중의 효소량은 췌액 속의 효소량에 비례한다.
1947년	J. 모너트	효소적응 현상은 에너지 절약에 직결되면서 체내 상황에 따라서 필요되는 효소의 분량을 증가시킨다.

만큼 대사효소의 활성을 촉진시킨다."라는 것입니다.

그러기 위해서는 먹거리 효소(=사전 소화를 보조하는 먹거리)나 먹거리 효소의 기능 식품을 매일 식사와 더불어 섭취함으로써 체내에서 소모될 소화효소의 분량을 감소시키는 일이 매우 중요합니다.

이렇게 한다면, 먹거리가 이상적으로 소화되므로 소화되지 않은 먹거리가 원인으로 작용해서 체내에 체류돼 있는 노폐물이라든가 장내(腸內)의 부패를 막게 됩니다.

(2) 먹거리 효소 위(胃) ─ 동물은 소화효소가 분비되지 않는 위(胃)를 갖고 있다.

사전(事前) 소화 작용의 중요성을 이해하기 위하여, 소(牛)나 양(羊) 등의 반추(=되새김) 동물을 예로 들어서 설명하겠습니다 ([그림 3] 참조).

✻ 되새김(=반추) 동물의 먹거리 효소 위(胃)

되새김 동물은 사람과 달라서 그 타액에는 효소가 없습니다. 하우웰 박사의 연구에 따른다면 소나 양의 췌장은 체중비(體重比)로 볼 때, 인간의 췌장보다 그 중량이 가볍습니다. 췌장은 효소를 만드는 중요 기관이므로 이 사실로 볼 때, 되새김 동물은 얼마나 적은 소화효소로 살아가고 있는가를 알 수 있습니다. 적은 소화효소로써 먹거리를 말끔히 소화하는 되새김 동물의 소화과정은 아래와 같은 구조입니다.

소나 양에게는 네 개의 위(胃)가 있는데, 소화효소는 그중의 가장 작은 위에서만 분비됩니다. 소화효소의 분비가 없는 다른 3개의 위를 전위(前胃)라고 합니다. 하우웰 박사는 이들 세 개의 위를 '**먹거리 효소 위**' 라고 명명했습니다.

우선, '먹거리 효소 위'로 들어온 먹거리는 그 먹거리에 포함되어 있는 소화효소(먹거리 효소)에 의해서 스스로를 소화시켜 갑니다. 그 후, 시간을 들여서 두 번째 위로 먹거리가 옮겨지는데 이때, 먹거리에 포함돼 있는 미생물 등이 소화를 돕는 경우도 있습니다.

이와 같이, 두 번째 위에서 세 번째로 순서에 따라서 먹은 것이 이동되는 동안에 먹거리는 대체로 자기소화에 의해서 사전 작업을 마칩니다. 그리하여 마지막 네 번째 위로 옮겨진 먹거리는, 여기에서 비로소 소량의 소화효소가 분비됩니다.

세 개의 '먹거리 효소 위'를 갖고 있는 되새김 동물이 소량의 체내 효소로 살아가는 이유가 여기에 있습니다.

✽ 고래의 먹거리 효소 위

'먹거리 효소 위'를 갖고 있는 동물은 이 외에도 허다합니다. 그 대표격이 고래입니다. 고래는 '먹거리 효소 위'와는 달리 두 개의 위를 갖고 있습니다. 고래의 '먹거리 효소 위' 속에서 32마리의 바다표범이 발견된 예도 있습니다. 주목할 점은 이들 '먹거리 효소 위'에서는 소화효소나 산(酸) 분비가 전혀 없다는 사실입니다.

소화효소 및 산(酸)의 작용 없이도 바다표범 같은 크기의 먹거리를 소화·분해해서 다음 위로 넘기는 일이란, 대단한 작업이라고 추측할 수 있습니다.

이 작업을 실현시키고 있는 원동력이란 바로 '**먹거리 자체에 포함된 효소**'입니다. 즉, 고래가 잡아먹은 32마리 이상의 바다표범 위(胃) 속에는 소화효소와 췌액이 있습니다. 운수 사납게도 고래의 밥이 된 바다표범 및 그의 체내 효소는 고스란히 고래의 소화효소로 쓰여지고 있는 것입니다.

✽ 비둘기, 닭의 '먹거리 효소 위'

이 외에도 씨앗류를 먹이로 삼고 있는 비둘기나 닭의 모래주머니는 '먹거리 효소 위'와 똑같은 기능을 갖고 있습니다.

모래주머니 자체에는 소화효소가 없지만, 모래주머니에 모여진 씨앗류는 시간의 경과에 따라서 적당한 습기를 지니게 되면 발효되면서 효소가 나타납니다.

씨앗류에 포함돼 있는 효소 억제 물질이 중화되면서 녹말질은 덱스트린과 말토스라는 소화효소에 의해서 소화됩니다.

이와 같이 모든 동물은 섭취한 먹거리를 사전 소화시키기 위해서 그 먹거리가 일정 기간 머무를 '먹거리 효소 위(胃)라는 저장고'를 갖고 있습니다.

✤ 사람의 위(胃)

우리 인간은 과연 '사전 소화를 위한 기능'을 갖고 있을까요? 그것은 **위의 상위부**〔(분문부, 噴門部)〕와 **위 밑**〔胃底〕**이 바로 '먹거리 효소 위'에 해당된다** 하겠습니다.

이 부분에서는 소화효소가 분비되지 않고, 먹은 먹거리는 유동(蠕動)운동 없는 상태 속에서 1~1.5시간 가량, 이 상위부(上胃部, 위의 상층 부분)에 머뭅니다.

사람은 먹거리를 씹어 으깸으로써 타액이 섞이면서 소화활동이 시작되는데, 타액 속의 소화효소는 탄수화물을 소화시키는 데만 사용됩니다.

그 후, 먹거리는 덩어리가 되어서 식도(食道)를 통과, 위(胃)의 분문부(噴門部, '먹거리 효소 위'에 해당되는 곳)에 도달합니다. 이때, 먹거리 효소가 포함돼 있지 않은 식품은 타액이 엉킨 탄수화물의 소화가 약간 이루어지나, 단백질·지방은 그 자리에 머무르고 있을 뿐 전혀 소화가 안 됩니다.

위산(胃酸)의 수준이 어느 정도에 이르면 먹거리는 강력한 산성 환경의 위하부(胃下部)로 옮겨지는데, 여기에서 비로소 단백질 소화에 강력하게 작용하는 펩신 효소가 분비됩니다.

지방의 소화는 이곳에서도 이루어지지 않고, 계속 그대로의 상태입니다. 조리된 먹거리, 즉 **먹거리 효소가 포함되어 있지 않은 먹거리 위주의 현대인의 식생활은 사전**(事前) **소화의 도움을 전혀 무시하고 있습니다.** 특히, 단백질과 지방의 불완전 소화

〔그림 3〕

'먹거리 효소 위(胃)'를 나타내는 그림

'먹거리 효소 위'는 동물이나 인간이 다 같이, 먹거리가 소화기관에 들어가서 최초로 머무는 곳이다. 검정 부위가 그것이다.

소[牛]

소나 양 등의 되새김 동물은 세 개의 '먹거리 효소 위'를 갖고 있다.

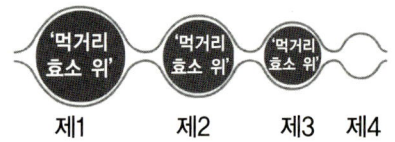

고래

고래류는 첫 번째 위가 '먹거리 효소 위'이다.

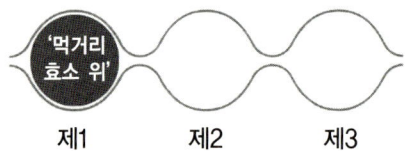

닭

씨앗류를 먹는 조류(鳥類)는 모이주머니가 '먹거리 효소 위'이다.

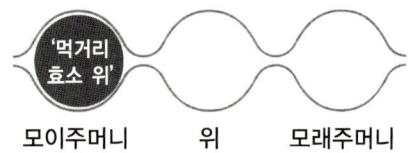

사람

사람의 위는 분문부와 위바닥[胃底]이 '먹거리 효소 위'에 해당한다.

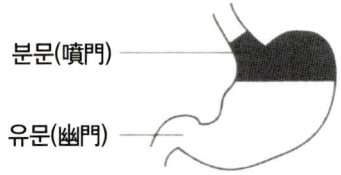

가 비만과 질병을 가져오는 근원이라고 해도 과언이 아닙니다.

해부학자인 커닝햄 박사와 생리학자 하우웰 박사는 "사람의 위는 서로 다른 작용을 하는 상부와 하부로 한정된 2개의 부분으로 나뉘어져서 작동한다."라고 주장합니다.

또한, "위의 하부 속이 비어 있을 경우에는 그것이 수축되어서 평평해지고, 상부 속이 비워졌을 때에는 효소와 산(酸)을 배출하는 분비선(腺)유동(蠕動)운동이 없는데, 가령 있다 해도 아주 미미해서 항상 휴지(休止) 상태를 유지한다."라고 말합니다.

6. 효소의 수명과 인간의 수명

"효소는 온도 여하에 따라서 그 수명에 차이가 생긴다."라는 사실이 아래의 실험에서 밝혀져 있습니다. 이 실험은 토론토 대학의 맥카서 교수와 베일 교수 팀에 의해서 이루어졌습니다. 또한, 하우웰 박사 자신 역시 이 실험을 한 바 있습니다. 온도가 상승함에 따라서 효소의 활동이 활발해지면, 그 활동도(活動度)에 따라 수명이 제어(制御)됩니다.

물벼룩은 8℃의 낮은 온도에서는 108일간을 생존했는데, 그 운동은 둔했고 심장의 움직임은 1초에 두 번이었습니다. 가장 고온인 28℃에서는 겨우 26일을 생존했는데, 심장의 움직임은 1초에 7번이었습니다[표 6 참조].

사람은 체내효소의 저장분이 없어졌을 때 죽음이 오는데, 동물·생물·세균 역시 같습니다. 물벼룩은 다소 높은 온도에서 효소활동이 활발한 때에, 민첩하게 움직입니다. 심장 및 온몸의 운동이 아주 활발하지만 수명은 겨우 26일입니다.

낮은 온도에서는 효소활동이 둔해지면서 물벼룩의 심장의 움직임과 몸의 운동이 느리지만 108일이라는 '장수'를 누립니다.

이 현상은 맥커서와 베일 교수의 다음 말을 증명하는 일입니다. **"수명은 대사의 강도에 반비례한다."**

단명에 의한 '죽음'의 예방법, 즉 운동으로써 대사를 활발히 하면서도 장수를 누리려면 어떻게 해야 할까? 그것은, "외부에서 산소를 보급함으로써 체내의 대사효소가 충분한 활동을 할 수 있도록 체내의 소화효소 분비를 극소화시키는 일"입니다.

[표 6]

| 물벼룩의 수명과 온도 관계 ||
| (효소의 활약도 여하에 따라서 수명이 좌우됨을 증명) ||
온도(℃)	물벼룩의 생존 일 수
8℃	108일
10℃	88일
18℃	40일
28℃	26일

(맥카서 교수와 베일 박사에 의한 실험결과)

되풀이합니다마는, "날야채와 날과일을 많이 먹고, 효소 건강식품을 많이 섭취하고, 수면시간을 늘리는 일"이 바로 장수 비결입니다. 긴 수면시간이 곧 효소 소비를 극소화시킵니다.

물벼룩의 실험에서는 단순한 '수명 실험' 이상의 사실을 알았습니다. 이 실험으로 "**효소가 수명을 좌우한다.**"라는 사실을 처음으로 밝혀냈습니다.

"**효소는 기능하면서 소비되어, 끝내 소모돼 간다.**"라는 사실을 이 실험은 증명하고 있습니다.

자!, 다시 한 번 정리합니다.

"26일간 살았던 물벼룩의 그간 심장 움직임은 1초에 약 7회, 108일간 살아 있던 놈의 심장 움직임은 1초에 약 2회였다. 그리고 심장 움직임의 일생(一生)치를 비교해 보면, 어느 쪽의 물벼룩이든지 약 1,500만 회였다."

독일의 화학자 라브나 교수가 이러한 법칙성을 발표한 탓에 이것을 '라브나의 법칙' 이라고 합니다. 모든 생명현상은 '라브나의 법칙' 대로 이루어지고 있습니다.

제7장

우리는 무엇을 먹어야 하나?

1. 적합한 먹거리를 외면하고 있는 오늘의 우리

작금에 이르러서 구미 지역의 육식 중심 식생활이 재평가되고 있습니다.

우리의 에너지원(源)이 될 단백질의 과잉섭취는 사회문제가 되리만큼 심각해져 있습니다. 단백질은 필수 식품이기는 하지만, 종래의 고기주식의 식생활을 미국에서는 이제 거국적으로 재검토하고 있습니다.

그렇다면 왜 단백질의 과잉섭취가 문제되고 있는 것일까요? 여기에도 체내에서 만들어지는 소화효소의 과도한 소모와 소화부족으로 인한 장 속의 먹거리 부패 및 영양소의 정체가 큰 문제이기 때문입니다.

예컨대, 스테이크의 주된 영양소는 단백질인데, 이것이 체내에서 흡수되려면 아미노산이라는 분자로 변환되어야 합니다.

알맞게 씹히고 으깨어져서 타액에 섞여진 스테이크는(특히 단백질이) 열가공되어 있는 탓으로 사전 소화 없이 그대로 위의 하부에 도달합니다. 거기에서 이것은 펩신 효소에 의해서 비로소 소화되기 시작합니다.

그러므로 대부분의 단백질은 소화분해가 불충분한 상태에서 장으로 옮겨지고, 이것은 아미노산 분자로 변해져서 그 알갱이(소화불량된 단백질)가 혈액 속으로 유입됩니다.

이러한 얼치기 단백질 분자가 바로 SLE(낭창, 狼瘡, '루푸스') · 암 · 관절염 · 알레르기 등의 만성 질병이나 자기면역 질병을 포함하는 각종 악환(惡患)을 일으킵니다.

또한, 이들 불량분자는 오랜 기간에 걸쳐서 장관에 머물면서 생체가 필요로 하는 중요한 영양소의 흡수 작업을 방해합니다. 나아가서, 이것은 유독 가스나 유해물질을 발생시키는 원인으로 작용하기도 합니다. 소화효소 부족을 초래한 결과, 영양소 흡수 방해 · 질병 원인인 '장관 내의 만성적 부패'를 초래하게 됩니다.

유감스럽게도 오늘의 우리는 인체에 적합한 먹거리를 섭취하지 못하고 있습니다. 아니, 인체에 적합한 먹거리를 섭취할 환경에 있지 못하다는 표현이 더 적절할 것입니다.

"먹거리에는 남달리 주의하고 있다."는 사람이라도 완벽하지 못할 것입니다. 가령, 완벽한 식생활을 하고 있다 해도 이러한 많은 사람들이 그 영양소를 확실하게 100% 흡수하고 있지는 못합니다.

'소화효소의 부족' 사태에 더해서 현대에 살고 있는 우리는 자연 소화 과정을 저해하는 엄청난 분량의 탄산음료 · 화학약제 · 카페인 · 알코올 등을 소비하고 있습니다.

나아가서, 갖은 양념과 기술을 베푼 요리 습관에다가 매일을 스트레스 속에서 취하는 식생활 습관이 '가슴앓이', '소화불량' 증세를 유발시키고 있으며, 끝내는 '궤양', '장내(腸內) 질병'이라는 체내 환경의 악화를 초래하고 있는 것이 오늘의 현실입니다.

2. 먹거리는 이렇게 해서 소화·흡수된다

　이제 인간의 소화 메커니즘을 설명하렵니다.
　우선, 입에 넣은 먹거리를 저작해서 으깨는 행위를 되풀이함으로써 타액이 섞입니다. 타액에는 탄수화물을 분해하는 효소가 있는데, 식도를 통과할 정도의 크기로 미세화된 먹거리는 위(胃)로 내려가서 단백질을 분해합니다.
　먹거리는 여기에서 '키마'라고 하는 혼합 상태로 분해되어서 소장으로 내려갑니다. 이때, 소회효소를 비롯한 담낭·췌장·간장의 분비액이 소화 과정을 촉진시키고자 분비되면서 거의 모든 영양소가 체내로 흡수됩니다.
　대체적으로 소화된 먹거리는 그 후 대장으로 옮겨지는데, 여기에서는 주로 수분이나 전해액(電解液)이 흡수되면서 배출될 때까지 쌓여 갑니다(이 배설물의 저장소는 우리의 건강을 향상시키고자 활약하는 미생물의 최적 생식 환경이 되고 있습니다. 따라서, 장내의 미생물이 모두 해악균(害惡菌)은 아닙니다.). 이렇게 해서 마지막으로 배설되면서, 약 24시간에 걸친 '먹거리의 여행'이 끝납니다(〔그림 4〕 참조).
　그렇다면, 이와 같은 메커니즘 과정에서 입에 들어간 먹거리가 시간에 맞춰서 모든 소화기관을 통과하고, 더구나 정말로 불필요한 찌꺼기만을 배설하는 일이 가능할까요? 그 답은 No! 입니다. 왜냐하면, 우리 현대인은 갖은 종류와 별별 조리방법으로써 요

〔그림 4〕

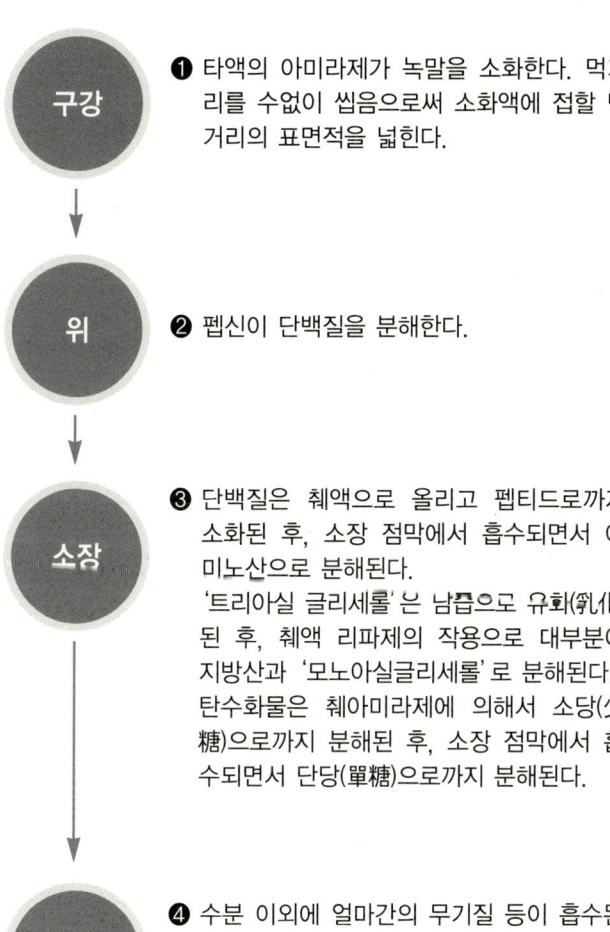

인간의 소화 · 흡수의 순서

구강 ❶ 타액의 아미라제가 녹말을 소화한다. 먹거리를 수없이 씹음으로써 소화액에 접할 먹거리의 표면적을 넓힌다.

위 ❷ 펩신이 단백질을 분해한다.

소장 ❸ 단백질은 췌액으로 올리고 펩티드로까지 소화된 후, 소장 점막에서 흡수되면서 아미노산으로 분해된다.
'트리아실 글리세롤'은 남즙으로 유화(乳化)된 후, 췌액 리파제의 작용으로 대부분이 지방산과 '모노아실글리세롤'로 분해된다.
탄수화물은 췌아미라제에 의해서 소당(少糖)으로까지 분해된 후, 소장 점막에서 흡수되면서 단당(單糖)으로까지 분해된다.

대장 ❹ 수분 이외에 얼마간의 무기질 등이 흡수된다. 섬유를 비롯한 불소화물 · 장내세균 등이 대변을 형성한다.

리된 식사를 정신적 스트레스 속에서 불규칙하게 먹고 있기 때문입니다.

물론, 유전적 체질문제도 있겠으나 여기에서 중요한 점은 대부분의 사람들이 소화의 불안전성에 시달리면서 살고 있다는 사실입니다.

미국에서 강연을 하면 참가자는, "어떠한 사람에게 식물 효소요법 또는 효소 건강식품이 필요하냐?"라는 질문을 받습니다. 저자는 간단히 응답합니다. "방귀를 뀌는 사람입니다!" 모든 사람이 웃는데, 사실은 웃을 일이 아닙니다. 방귀는 소화불량에 의한 장내 부패(또는 이상 발효)에 의해서 생긴 가스이기 때문입니다.

영양소의 중심인 3대 영양소(단백질·지방·탄수화물)의 소화·흡수를 축으로 해서 생각해 보더라도, 소화기관에서는 가지각색의 효소가 작용하고 있음을 알 수 있습니다.

위 속에서 염산과 더불어 작용하는 펩신은 단백질을 분해합니다. 위 속은 산도(酸度)가 극히 높으므로 소화효소인 펩신은 pH 수치가 산성 환경일 때에 활약이 큽니다. 영양소 흡수기관인 소장에서는 미생물(유용균)의 영향을 크게 받고 있는 효소도 확인되어 있습니다.

이와 같이, 먹거리를 씹어 부수면서 으깨서, 분해와 소화 및 흡수 과정으로 이끌어 가기 위해서 생체는 별의별 효소를 만들어내고 있습니다([표 7] 참조).

입이라는 입구(入口)에서 섭취한 먹거리는 끝에 가서는 영양

[표 7]

중요한 소화효소의 종류와 그 기능 일람표					
체내의 위치	타액	위액	췌액	소장점막	소장점막 세포
소화 효소	아미라제	펩신 / 리파제	트립신 / 키모트립신 / 칼보키시베프티다제A / 칼보키시베프티다제B / 에타스타제 / 리파제 / 에라스타제 / 아미라제 / 에스테라제 / 코리파제 / 호스호리파제A1 / 리포느크레아제 / 데옥시보느크레아제 / α-한계 덱스트리나제(이소말타제)	락타제 / 스카라제 / 이소말타제 / 각종 펩티다제 / 엔테로펩티다제 / 트립시노겐 / 각종 칼키셉티다제 / 시베푸티다제 / 마루타제	각종 펩티다제
영양소	녹말	단백질, 폴리펩티드 / 트리글리셀리드	단백질, 폴리페프티드 / 단백질, 폴리페프티드 / 단백질, 폴리페프티드 / 에라스틴 / 트리글리셀리드 / 콜레스테롤에스텔 / 녹말 / 콜레스테롤에스텔 / 지방적(滴) / 인지질(燐脂質) / 쿠레아제 RNA, DNA / α-한계 덱스트린 이소말타제	유당 / 서당 / 이소말토스 / 테트라펩티드 / 트립시노겐 / 폴리펩티드 / 폴리페프티드 / 지펩지드 / 맥아당, 말트리오스	테토라펩티드
촉매작용·흡수되는 형태	α-1, α-4를 가수분해	아미노산과의 펩티드 결합 절단 / 모노글리셀리드와 지방산으로 분해	알기닌, 리신과의 결합 절단 / 아미노산과의 결합 절단 / C말단측의 아미노산 절단 / N말단측의 아미노산 절단 / 지방족 아미노산의 결합 절단 / 모노글리셀리드와 지방산 / 콜레스테롤과 지방산 / α-1, α-4를 가수분해 / 콜레스테롤과 지방산 / 담집산-토리글리셀리드-췌계면에 결합 / 지방산과 리조린 지질 느크레오시드 / 느크레오시드와 느크레오티드 / 포도당	가타쿠토스와 포도당 / 과당과 포도당 / 포도당 / 아미노산 / 트립신 / 펩티드의 N말단 아미노산을 유리 / 펩티드의 C말단 아미노산을 유리 / 아미노산 / 포도당	아미노산

소로서 장관에서 흡수되면서 끝내는 전혀 다른 형질(形質)의 것이 됩니다(형질 전환 작용〈形質轉換作用〉 역시 효소의 작용 중의 하나입니다.).

3. 병에 걸렸으면 먹지 말라 !

소화기관 스스로가 분비하는 이들 소화효소가 모든 먹거리의 소화흡수 작업을 충분히 이루어 나갈 수 있는 것일까?

이미 설명했듯이 '먹거리 효소'란 '자기소화(自己消化)'를 할 수 있는 소화효소를 갖고 있는 먹거리를 가리킵니다. 이 '먹거리 효소'는 특히 날것이나 발효식품에 많습니다.

그러나 도시생활을 하는 현대인으로서는 날것만으로 생활하기란 여간 어려운 일이 아닙니다. 현대인은 다양하게 가공된 식품을 주로 섭취하는 환경 속에서 살아가고 있는 탓에 '자기소화'가 안 되는 식품을 많이 섭취하고 있으므로 우리의 몸은 다량의 소화효소를 분비해서 이것들을 힘들게 소화해 나가야 하는 상황에 놓여 있습니다.

소화 작업에는 방대한 에너지가 투입되어야 합니다. 식사 후에 잠이 오는 이유는 방대한 에너지를 소비한 생체가 휴식을 바라는 탓입니다.

그러므로 질병을 앓을 때야말로 소화가 잘 되는 먹거리를 섭취해야 합니다. 식욕이 없다는 것은 생체가 "소화효소를 소비하지 마시오. 지금은 건강 회복을 위해서 대사효소를 대량 소비해야 합니다."라는 호소입니다.

이러한 실정을 모르고, "병에 걸리면 체력이 떨어지니 기운을 차리기 위해서 억지로라도 먹어야 한다."라고 권하는 일은 크게 잘못입니다.

동물은 아프면 아무것도 안 먹고 조용히 있습니다. 거의 단식을 함으로써 소화효소를 온존(溫存)시키면서 대사효소의 기능을 회복시키고자 슬기로움을 본능적으로 발휘합니다.

우리 역시 병에 걸렸을 때에는 되도록 소화기관에 부담을 주지 말고 미네랄·비타민·파이트 케미컬 등의 진짜 영양소만을 섭취하는 일이 곧 체력 회복에 도움이 된다는 사실을 명심하십시오.

4. 칼슘보다는 마그네슘을!

나는 이제까지 질병 예방과 장수를 원한다면 가열한 먹거리보다는 과일·야채 등의 날것을 주축으로 하는 식생활을 함으로써 평생에 일정량밖에 없는 '효소 예금'의 낭비를 막는 길이 최선이라고 설명해 왔습니다.

여기에서, '효소와 마그네슘의 관계'에 관해서 설명하고자 합니다.

　효소가 많은 먹거리, 즉, 과일이나 날야채 및 해조(海藻) 등에는 대량의 마그네슘이 포함되어 있습니다. 효소가 대량으로 쓰일 경우에 마그네슘이 필요합니다.

　효소가 낭비되는 구체적 예로서는, 단것이나 가열 조리된 고기 · 생선 · 달걀의 과식, 산화된 기름(특히, 스낵 과자류)이나 리놀산의 과잉섭취, 포화지방산의 과잉섭취, 담배, 알코올 과음, 첨가물이 듬뿍 든 먹거리, 스트레스 등입니다.

　이것들로 인한 소화효소의 낭비는 엄청난 것이어서 잠재효소가 마구 감소되어 갑니다. 동시에 세포 내의 미네랄, 특히 대량의 마그네슘이 낭비됩니다. 마그네슘은 효소의 최량 보조제이므로 효소와 더불어 일체적 활동을 하기에 바쁩니다.

　소화활동에 마그네슘이 지나치게 대량으로 소비된다는 것은 세포 내에서 마그네슘이 대량 유출함을 뜻합니다. 세포 내의 마그네슘이 적어지면 들어가서는 안 되는 칼슘이 세포 밖에서 들어감으로써 세포 내에는 정상 범위를 넘는 대량의 칼슘으로 가득해집니다. 이때, 그 세포는 아주 긴장하면서 경련이나 수축을 일으킵니다.

　이 긴장 또는 수축의 원인으로 통증이 생기는데, 근육통 · 쥐의 발생 · 어깨 결림 · 관절염 · 협심증 · 빈맥(頻脈) · 부정맥 · 자궁근종 · 생리불순 · 내막증 · 기관지염 · 기관지 천식 · 고혈압 · 당뇨병 · 동맥경화 · 심근경색 · 정신이상 · 학습능력의 저하 · 뇌졸

중 · 편두통 · 부종 · 충치 · 다골증 · 결석 등의 갖은 증상이 나타납니다. 거꾸로 말한다면, 이러한 증상은 과일 · 날야채 · 해조의 섭취 부족이 그 원인입니다.

1930년대에 시작된 마그네슘의 연구는 한때 저조했었으나, 1990년대에 와서 다시 성황을 이루어 오늘날에도 그 열기는 지속되고 있습니다. 생체에서 마그네슘은 칼슘보다 중요하다는 사실이 인식된 탓이라고 생각됩니다.

칼슘 역시 마그네슘과 더불어 중요한 미네랄이지만, 모든 미네랄은 그 범위 내에서 하나라도 소홀히 해서는 안 되는 것들입니다. 그러나 마그네슘은 항상 섭취해야 할 소중한 미네랄 중의 하나임에도 불구하고 오랫동안 그 존재를 경시(輕視)해 왔습니다. 이 동안에 우리 의식에 파고 든 것은 "칼슘을 먹어야 한다."라는 엉뚱한 의식이었습니다.

패전 후 일본에서도 "칼슘을 섭취해야 건강해진다."는 의식이 머리에 박혀 왔으나 근년에 이르러서 미네랄 연구가 진전됨에 따라서 "마그네슘이 칼슘과 동량이거나, 그 이상이 아니면 뼈가 이루어지지 않는다."라는 사실을 알게 되었습니다.

마그네슘은 그 대부분이 세포 내부에 존재하는데, 세포 밖에 있는 마그네슘과의 비율은 4 : 1입니다. 이에 비해서 칼슘은 세포 밖에 있는 미네랄입니다. 세포 외부와 내부의 존재 비율은 거의 1,000만 : 1로서 외부에 있는 칼슘의 분량이 압도적입니다.

체내의 효소 수요(需要)가 커지면 그 보제(補劑)인 마그네슘의 수요가 커지는데, 이로 인한 사용량 증대가 마그네슘 부족을 발생시킴으로써 각종 통증·심장병·호흡기 계통의 질병·신경계·부인과 등의 질병 원인으로 작용하게 됩니다. 이때, 세포 내에 마그네슘이 부족해 있으면 칼슘이 스며 들어갑니다.

이러한 세포 내의 마그네슘 결핍 원인의 거의가 마땅치 않은 먹거리에 따르는 소화효소의 과잉낭비입니다. 거꾸로 말한다면 효소가 듬뿍 들어 있는 과일·날야채의 섭취는 곧 건강 향상의 첩경으로 작용합니다.

5. 효소의 보고(寶庫)인 과일을 재평가하자

미국 존스 홉킨스 대학의 A. 워커 교수는 아래와 같이 말하고 있습니다.

"아득한 옛날의 인간 조상들은 육식을 한 바도 없고, 초식을 하지도 않았으며, 또한 잡식(雜食)주의도 아니었다. 그들은 주로 **과일을 먹었다.**"

과일에는 과당이 많으므로 몸에 나쁘다면서 과일을 꺼리는 사람이 없지 않은데, 이것은 매우 큰 오해입니다. **과일만큼 효소가 넘쳐 있는 훌륭한 먹거리는 달리 없습니다.**

독자께서 과일을 더 많이 먹도록 권하고자, 과일에서 얻어지는 이점을 아래에 열거합니다.

【과일의 장점】

- 매우 소화가 빠르다(빵, 밥, 고기, 생선, 유제품 등의 응축식품은 위 속에 1.5~4시간 머무는데, 과일은 고작 20분에 소화된다.)
- 양질의 당분(과당 30%, 포도당 30%, 서당 30%)이 최량의 에너지를 만들어서 운동의 영양원(源)으로 삼는다.
- 과일의 **과당은 인슐린을 전혀 분비시키지 않으므로 당뇨병의 위험이 전혀 없다.**[1)]
- 과일의 70~80%는 극히 양질의 물이다.
- 과일의 수분에는 갖은 미네랄이 풍부하다.
- 비타민 C가 풍부하다.
- 생과일에는 효소가 극히 많다. 효소는 곧 생명력이다.
- 식이섬유가 풍부하다.
- 소량이기는 하지만 양질의 지방산이 있다.
- 소량이기는 하지만 아미노산이 있다.
- 생체의 pH를 약알칼리로 조정한다.
- 필요 영양소를 모두 갖고 있다.
- 파이트 케미컬(식물의 색소와 방향(芳香))이 풍부하여 항산화

---

1) 당뇨병 환자에게 '과당이 좋지 않으니 과일을 먹지 말라'고 지시하는 무식한 의사가 아직도 꽤 많다.

작용을 가져온다.
- 아침 식사를 과일만으로 때운다면, 체내의 유해 독소 배설이 촉진된다.
- 저칼로리이므로 과식해도 비만해지지 않는다.
- 냄새가 향기롭고 맛있는 것이 많다.

이에 대해서 **과일의 결점이란 거의 없는 것이 사실입니다.** 과일을 먹으면 다소 냉해지는 사람이 없지 않지만, 시간이 지나면 해소됩니다.

6. 누구나 할 수 있는 최상의 식양생법

아미노산으로 완전히 변환되지 않고 단백질 속에서 떠돌고 있는 얼치기 분자가 각종 난치병의 방아쇠 역할을 한다는 설명은 이미 한 바가 있습니다.

가령, 단백질을 분해·소화·흡수시키려면 몇 단계의 과정과 수 종류의 소화효소가 단계를 거치면서 그 역할을 이뤄야 합니다. 따라서 단백질의 과잉섭취는 몸에 지대한 부담을 주게 됩니다.

먹거리 효소로서 밀·등겨에서 누룩균을 이용해서 적출한 효소 건강식품(진균성 프로테아제)과 미생물(중성 세균성 프로테아제)의 pH 환경에서의 활동에는 큰 차이가 있습니다.

진균성 프로테아제는 pH₃ 정도의 산성 환경에서 높은 활동수치를 나타냅니다. 따라서, 위(胃) 내부와 같은 산성 환경에 적합합니다.

그 반면에 미생물(중성 세균성 프로테아제)은 중성~알칼리성 환경을 이루고 있는 소장의 소화에 적당하다고 생각됩니다(다만, pH환경은 개인의 체질·시간·정신 상황 여하로서도 변화합니다.).

이와 같이 효소는 그 종류 여하에 다라서, 또한 pH 환경 여하에 응해서 변화하므로 한 군데에서가 아니라, 여러 곳의 과정에서 활약하는 먹거리 효소를 보충해 주는 일이 중요합니다.

결론은 이러합니다.

날야재나 과일음 주축으로 하는 식생활에 신경을 쓰면서 발효식품을 슬기롭게 섭취할 수 있는 식단을 꾸미십시오. 외식의 기회가 많으므로 이러한 식생활 개선은 도저히 어렵다는 분은 적극적으로 효소 건강식품을 섭취토록 하십시오.

가장 중요한 습관은, 효소가 포함된 '날음식'을 즐기면서 신선한 과일·야채 및 발효식품과 효소 건강식품을 섭취하는 등의 다양한 방법을 취해 가는 일입니다.

효소영양학에서 설명하고 있는 '식품효소 개념'은 허다한 건강법 중에서도 가장 이치에 맞을 뿐 아니라, 누구나 실천해 갈 수 있는 '인간의 원점에서 고려된 식양생법'입니다.

하루의 구체적 식단 내용은 다음 항목을 참고하십시오.

7. 이것이 이상적 건강식단이다

인간은 하루 세 끼의 식사를 취하는데, 결국 '세 끼마다 효소가 포함된 먹거리를 섭취해야' 하는 것이 아주 중요합니다. 일반적으로 아래와 같은 식생활을 유지·계속해 나간다면 매우 이상적 건강 상태가 유지됩니다.

【조반】 각종 과일 + 몸에 좋은 차(茶)[2]
【점심】 주식… 감자나 고구마를 찌거나 구운 것. 또는 찐 토란이나 메밀로 된 것.
　　　　부식… 해조 위주의 날야채 샐러드. 드레싱은 올리브유 또는 아마인유(亞麻仁油), 소량의 간장.
【간식】 과일이 가장 좋다. 건과(乾果) 역시 좋다.
【저녁】 주식… 되도록 잡곡밥, 현미밥[3] 역시 좋다. 찐 야채 나물, 된장국이나 두부 넣은 찌개, 김치 등 몸에 좋은 차(茶).

---

2) 'Rooibos TX'를 자신 있게 권합니다. — 역자.
3) 현미식이 좋은 것은 말할 나위 없다. 그러나 압력솥 등으로 끓여 지은 현미밥은 아무 소용이 없다. 반드시 돌솥이나 뚝배기에 물을 듬뿍 넣고 97~98℃로 (끓지 않게) 은근히 장시간에 걸쳐서 익힌 현미밥은 95% 이상의 효과를 가져온다. — 역자.

거듭 강조합니다마는, "세 끼 식사에 반드시 과일[4]이나 날 야채 샐러드를 섭취해야 한다."라는 것이 효소영양학의 기본 명제입니다. 아침에는 빈속에 과일만 먹고, 점심에는 샐러드와 감자류를 먹되, 밥은 저녁에만 먹는 것이 그 비결입니다. 과식한 경우에는 이 책 끝에 실린 '반(半)단식' (A~C코스 중에서 택일할 것)을 실천하십시오.

---

[4] 과일을 식후에 먹어서는 효과가 없다. 반드시 빈속에 먹을 것. — 역자

제8장
효소 파워는 이렇게 놀랍다!

1. 에스키모의 건강 비결

효소는 과일·날야채·씨앗류·생풀 이외에도 날고기 속에도 있습니다. 고기나 생선에도 풍부합니다. 즉, 모든 생물 속에 있습니다.

그렇다고 해서 날고기를 먹으라는 것은 아닙니다마는, 같은 고기더라도 가열 조리한 것보다는 날것이 소화에 훨씬 좋은 것은 사실입니다. 병원성(病原性) 균이나 원충(原蟲)이 없는 것이라면 회라든가 생육이 몸에 좋습니다. 왜냐하면 거기에는 효소가 살아 있기 때문입니다.

날고기를 주식으로 삼고 있는 민족으로 유명한 것이 에스키모입니다. 그들은 대서양의 북쪽, 그린랜드와 북극, 알래스카, 시베리아 등지에 살고 있습니다. 그린랜드는 글자의 뜻과는 달리 1년 내내 얼음과 바위로 잠긴 극한의 땅입니다. 야채란 구경도 못하는 에스키모의 식사는 주로 바다표범·해마·순록·사향소〔牛〕·극지 토끼·북극곰·여우·뇌조(雷鳥)·생선 등입니다.

캐나다 탐험대의 대원은 아래와 같이 기록하고 있습니다.

'에스키모는 수육(獸肉)을 날로 먹고, 흰곰을 제외한 모든 동물의 간도 먹는다. 해마나 순록의 위(胃) 속에 들어 있는 내용물까지 먹는다. 날고기는 만년설 속에 저장해 두고 먹으며 자기소화(自己消化)한 상태의 것도 먹는다.'

인류학자 스테파슨 박사는 캐나다 북부의 에스키모와 7년간이나 같이 생활하면서 그들의 생활을 속속들이 관찰한 사람으로서 유명합니다. 박사는 에스키모의 생활상(相)을 각종 잡지에 게재했는데, 그 모든 내용이 에스키모가 얼마나 건강하며 무병(無病)한가를 강조하고 있는 기록입니다.

박사는 에스키모와 똑같은 식생활을 계속했는데, 문명사회로 돌아온 후 건강 상태를 체크한 바, 무엇 하나 질병의 징조가 없었습니다.

스테파슨 박사 이외에도 에스키모의 생활권에 들어가서 그들과 꼭같은 생활을 한 사람이 많습니다. 이들은 모두 에스키모 생활에 따라서 날고기와 날생선, 발효한 냉동물을 몇 년이고 먹었습니다.

그 결과, 건강이 더욱 향상되어 이상적 체질을 유지하게 되었습니다. 유우콘의 비숍 씨 같은 분은 "매일의 몸 컨디션이 아주 좋다!"고 술회한 바 있습니다. '생식의 위력'을 실감케 하는 사실이라 하겠습니다.

2. 발효식품을 먹는 에스키모

에스키모는 단순한 날고기만 먹는 것이 아니라, 만년설 속에 며칠이고, 몇 개월이고 묻어 둔 탓으로 약간 부패한 고기도 잘 먹습니다. 완전 부패한 것이 아니라, 발효된 고기라고 생각되는데, 이러한 상태의 고기는 단백질 분해효소인 카텝신이 증가함으로써 아미노산에 가까운 단백질로 변해 있으므로, 이것은 아주 소화가 잘 되어 있는 상태입니다.

또한, 지방 분해효소인 리파제 역시 증가해 있을 것이므로 고기는 더욱 소화하기 쉬운 상태가 되어 있을 것입니다. 그렇지 않아도 효소가 많은 수육(獸肉)을 더욱 소화하기 좋은 상태로 만들어서 먹는 에스키모의 지혜에 감탄할 뿐입니다.

이러한 고기는 '자기소화(自己消化 = 사전소화)' 된 고기인데, 이것을 먹으면 체내 효소에 의한 소화는 전혀 필요 없습니다.

이러한 먹거리라면, 그것이 고기만일지라도 [쇠고기나 돼지고기가 아닌 해수(海獸)] 체내 소화가 우수한 탓에 질병은커녕, 건강 향상에 이상물(理想物)입니다. 만약, 에스키모의 먹거리가 모두 가열식(加熱食)이었다면 그들은 초단명 민족의 운명으로 말미암아, 종(種, species)의 보존마저 어려웠을 것입니다.

이것은 야채가 전혀 없는 에스키모들이 부득이 알아낸 '살아가기 위한 비결'이라 하겠습니다. 그러나 야채·과일이 풍부한 우리들은 날야채·과일 중심의 식생활이 최선임은 물론입니다.

궁극의 발효식품이라고 할, 부패 직전의 바다표범의 날고기라든가, 간이 맛있다는 것은 사실인 듯합니다. R. A. 바트레트는 그의 저서 『카를루크의 최후 항해(The Karluk's Last Voyage)』에서 "시베리아의 에스키모가 먹는 냉동된 날생선이나 순록고기는 맛

있다' 라고 말하고 있습니다.

결국, 에스키모가 건강한 이유는 그들이 육류를 먹기 때문이라는 단락적 이유에서가 아니라 자기 생체 내의 효소를 낭비하지 않고 고기를 소화시키는 법의 습관화에 있다고 하겠습니다.

그러나 에스키모가 먹는 수육(獸肉)에는 효소 이외의 특별한 건강 촉진 물질이 있다는 점을 무시할 수 없습니다. 우리가 그들 모양으로 썩기 직전의 발효된 쇠고기나 돼지고기를 먹어도 건강해진다는 보장이 없는 것은 또 하나의 다른 건강 촉진 물질과의 관련 여부에 따르기 때문입니다. 다만, 부패 직전의 쇠고기·돼지고기·닭고기의 날고기는 기생충이 없는 것이라면 구어서 조리한 것보다 훨씬 맛있고 소화에 좋아 건강에도 좋지만, 에스키모가 먹는 수육(獸肉)에 비한다면 위력은 없습니다.

3. 피를 맑게 하는 '마법의 유지'

또 하나의 '건강 촉진 물질'이란 바로 '양질의 유지' 입니다. 바다표범 등의 해수(海獸) 및 생선에는 두 종류의 필수 지방산 중의 하나인 α-리노렌산 (오메가-3)이 풍부하므로 이것을 섭취하면 사람은 아주 건강해집니다.

기름을 먹으면 국소(局所)호르몬이 나타남으로써 인체에 영향을 준다는 사실을 처음 안 것은 1930년대였고, 본격적으로 해명된 것이 1970년대였습니다.

이것이 주는 영향 중의 하나인 프로스타글란딘(필수 지방산에서 만들어지는 호르몬 같은 물질)을 자세히 연구 해명함으로써 스웨덴의 베리스트룀, 사무엘슨, 영국의 베인 세 박사는 1982년 노벨 생리·의학상을 수상한 바 있습니다. "어떠한 기름이든 국소 호르몬 같은 물질을 방출하는데, 그것은 내용의 상이(相違) 여하에 따라서 크게 건강을 좌우한다."라는 사실이 밝혀졌습니다. 프로스타글란딘 이외로 발견된 것에는 트론보키산·로이코트리엔 등이 있습니다.

베인 박사의 동료인 스웨덴의 다이아버그 박사는 에스키모의 혈액이 맑은 이유는 그들의 식사 때문이라고 보고, 10년간이나 에스키모와 침식을 같이하면서, '에스키모의 식사 내용' 및 '그 식사에 의해서 생체는 어떠한 상태가 되는가'에 관해서 조사를 계속하였습니다.

그 결과, 에스키모는 출혈(出血) 경향이 있기는 하지만, 혈전증(血栓症)은 거의 없을뿐더러, 그들의 혈액은 아주 맑다는 사실이 판명되었습니다.

피가 맑은 이유는 바로 해수(海獸) 기름에 있었는데, 여기에서 추출된 것이 '에이코사펜타엔산(EPA)'과 '도코사헥사엔산(DHA)'이었습니다. 이 두 가지는 모두 식물 플랑크톤 속에 포함되어 있는 '불포화지방산'의 일종입니다.

EPA, DHA를 포함하는 고등어나 해수(海獸)의 날고기만을 상식하고 있는 에스키모 인의 혈액은 항상 맑았습니다.

이러한 해수(海獸)는 바다의 식물이라고 할 플랑크톤이라든가 각종 해조(海藻) 및 잔챙이 생선 등을 먹이로 삼고 있습니다. 이것은 놀라운 먹거리 연쇄의 한 보기라 하겠습니다.

EPA, DHA 등의 α-리노렌산유(酸油)는 비단 해수(海獸)만이 아니라, 정어리·청어·꽁치 등의 등 푸른 생선에 많이 포함되어 있습니다.

제2차 세계대전 중의 노르웨이에서는 '허혈성심질환(虛血性心疾患)에 의한 사망률이 크게 저하해 있었는데, 그 이유는 전쟁 중의 식량 부족을 메우고자 부득이 정어리·고등어 등의 하등 생선을 대량 먹은 탓이었습니다. 식량 부족이 결과적으로 혈액정화 효과를 가져옴으로써 심질환(心疾患)을 예방하고 있었으니, 아이로니컬한 일이 아닐 수 없었습니다. 그 후로 고등어 등의 생선과 더불어 에스키모가 크게 주목되었습니다.

결국, 에스키모는 α-리노렌산유(酸油) (EPA, DHA)를 지속적으로 섭취한 탓에 혈액이 맑아졌고, 그 결과 심장·두뇌 및 기타 부위의 혈액순환이 정상화됨으로써 건강이 유지되었던 것입니다.

요컨대, 에스키모의 건강비결이란 '효소가 듬뿍 들고, 건강에 극히 좋은 기름이 포함된 먹거리'를 습관적으로 섭취하고 있었기 때문입니다.

현재, α-리노렌산의 양질 기름을 섭취하는 일이 건강에 매우 좋다는 사실을 알고 있는데, 이 α-리노렌을 가장 대량 섭취할 수 있는 기름은 아마인유(亞麻仁油, 프레스 오일)입니다. 아마인유에는 α-리노렌산이 55%나 포함되어 있는데, 이것은 고등어의 13%에 비한다면 그 함유율이 훨씬 크므로, 이것을 날야채 샐러드의 드레싱으로 활용하기를 권합니다.

4. 장수촌의 공통점은 발효식품 · 과일 · 양수(良水)

날먹거리 이외에도 대량의 효소 작용으로 인하여 건강에 아주 좋은 먹거리가 있습니다. 그것이 바로 발효식품입니다. 발효한 먹거리에는 날먹거리에 포함된 효소 이상의 대량 효소가 있으므로 소화에 아주 좋아 날먹거리와 더불어 불가결의 양질 식품입니다.

세계에는 100세 이상의 장수자(長壽者)가 다수 생존하고 있는 소위 '장수촌'이 몇 군데 있습니다. 일본에서는 야마나시 현(山梨縣) 기다쓰루 군(北都留郡) 가미노하라(上野原町)의 유즈리하라(棡原)가 유명하고, 오키나와 현(沖繩縣) 역시 많은 장수자로 알려져 있습니다.

해외에서는 훈자(파키스탄 북부), 중국의 파마(巴馬), 남미의 빌캄밤바, 흑해와 카스피 해 사이의 코카서스 등지가 유명합니다.

이렇게 장수자가 많은 지방의 식사 내용은 '인간에게 적합한' 먹거리로서 놀라운 것인데, 장수는 바로 이러한 식사가 그 근원을 이루고 있다고 합니다.

이들 장수촌에는 공통점이 있습니다. 그것은 모두 발효식품의 전통적이며 습관적 섭취, 풍부한 과일, 양질의 식수, 신선한 야채가 풍부하다는 점입니다.

이러한 조건은 모두 효소와 깊은 관계가 있습니다. 장수를 누릴 수 있느냐 없느냐는 먹거리에서 효소를 섭취하느냐의 여부에 달려 있으므로, 이러한 공통점은 당연한 일입니다.

좋은 물의 존재 역시 건강을 지탱하는 중요한 인자입니다. 이러한 물은 효소와 관계가 깊습니다. 물이 적거나, 없거나 하면 효소는 꼼짝 못하고 죽게 되기 때문입니다. **좋은 물일수록 효소가 활성화합니다.**

좋은 물이란, 아래와 같은 특징을 지닙니다.
- 중성에 가까운 약(弱)알칼리성(pH 7.4~pH 7.5).
- 클러스타(물의 분자집단)가 작다.
- 무색투명하다.
- 냄새가 없다.
- 미량 미네랄이 있다.
- 용존(溶存) 산소가 많다.

이상의 조건이 일반적으로 말하는 양수(良水)인데(이러한 물은 높은 산에서 솟아나는 물임), 이러한 물은 용매(溶媒)로서의 성격이 효소의 활성화에 직결됩니다. 그러므로 효소를 활성화시켜서 활약케 하느냐, 못 하느냐는 수질(水質)에 따라서 크게 변합니다. 좋은 물은 효소 활동의 기본 조건입니다.

5. 발효와 부패의 차이

발효식품은 물과 마찬가지로 장수에 불가결한 근본 인자(因子)의 하나입니다. 발효식품의 섭취는 좋은 효소를 보강하며, 소화를 돕고, 좋은 영양을 보급하는 데에 크게 기여합니다. 그렇다면 '발효'란 무엇이냐의 문제가 제기되는데, 발효에 대립하는 '부패'라는 말이 있음은 다 아는 사실입니다. '발효와 부패'는 표리일체의 현상인데, 이것은 인간에게 유리하냐, 불리하냐의 문제인 동시에 모두 미생물이 관여함으로써 에너지를 생산할 목적으로 이루어지는 현상입니다.

발효란, 인간에게 유용한 균이 유기물을 활용해서 이루어지는 행위인데, 아래와 같이 규정할 수 있습니다.

"효모나 세균 등의 미생물이 에너지를 얻기 위해서 유기화학물을 분해해서 알코올·유기산류·이산화탄소 등을 생성(生成)시켜 가는 과정이다. 좁은 의미로서는 산소가 존재하지 않는 상태에서 미생물이 당류를 분해함으로써 에너지를 얻는 과정이다."

즉, 좋은 미생물에 의해서 만들어지는, 생체에 좋은 영향을 미치는 변화가 곧 발효입니다.

반대로 부패란, 사람에게 유해한 균이 유기물을 분해하는 과정에서 생기는 현상인데, 아래와 같이 규정됩니다.

"부패란, 세균에 의해서 유기물, 특히 단백질이 분해됨으로써 유해 물질과 악취 나는 기체가 생기게 하는 변화이다."

발효와 부패는 세균에 따라서 좌우로 크게 나누어지는 현상입니다. 발효는 생체에 좋은 물질을 만들어 내고, 부패는 생체에 유해한 물질을 만들어 내기 때문입니다. 이것은 미생물 측에서 본다면, 어느 것이건 그들이 살아가기 위한 에너지 생산 현상일 뿐, 그들의 가치판단상으로는 악(惡)도 아니요 선(善)도 아닙니다.

발효를 관장하는 세균에는 세 종류의 미생물이 있습니다.
① 곰팡이
② 효모
③ 기타의 유용세균

발효를 하는 대표적 유용균은 비피스즈균·유산구균 등의 유산균입니다. 비피스즈균이 번식하기 쉬운 먹거리를 섭취했을 때에는 장내(腸內)에는 유용균이 증가하면서 먹거리를 분해하여 효소의 작용으로 말미암아 좋은 영양소를 만들게 되는데, 이것들은 비타민류를 합성하거나, 유해균의 증식을 방지하거나, 병원균(病原菌)의 증식을 억제함으로써 건강 유지를 위해서 작용합니다.

한편, 유해균이 번식할 먹거리를 섭취한다면 장내에는 유해균의 번식으로 부패현상이 생김으로써 암모니아 · 유화수소(硫化水素) · 인돌 · 스카돌 · 페놀 · 아민 등의 유해 물질이 나타나는데, 이것들은 모두 질병의 최대 원인으로 작용합니다. 이러한 유해균의 증식을 막는 일이야말로 건강 유지의 비결이라 하겠습니다.

6. 발효식품

세계 도처에는 각양각색의 발효식품이 허다합니다. 그것은 곰팡이 · 효모 · 유용균 등이 유기물을 발효시키기만 한다면 얼마든지 만들어지기 때문입니다.

발효식품의 대표격인 것은, 된장 · 간장 · 미림(味醂) · 청국장 · 김치 · 막걸리 · 약주 · 식초 등인데, 이 중에서 김치는 그 종류가 다양합니다.[1]

발효식품을 담그는 원료가 미생물의 작용을 직접 받지 않는 '무발효식' 과 미생물의 작용을 직접 받는 '발효식'의 두 종류로 구분되기도 합니다. 전자에는 식초담금 · 와인담금 · 간장담금 등이 있고, 후자에는 등겨담금 · 누룩담금 등이 있습니다.

---

1) 한국의 전통 발효식품이야말로 그 종류가 무궁무진하다.

7. 세계 각지의 발효식품

　세계 각지의 발효식품 역시 천차만별로 다양합니다. 가장 유명한 것으로는 맥주·와인·치즈·빵·위스키 등입니다. 그 외에 한국의 김치, 불가리아의 요구르트, 미국의 사과식초, 인도네시아의 템페(콩발효식품), 독일의 자우아크라프트(양배추의 속을 들어내어 폭 2mm 정도로 잘게 썬 후, 나무통에 넣어 2% 정도의 소금을 뿌리고 돌로 눌러서 발효시킨 것), 중국의 자쓰아이, 양각채(羊角菜), 인도의 챠쓰네(야채·과일·향초 등을 잘게 썰고 설탕·식초·향신료를 첨가해서 끓여 죽이 되게 한 후에 발효시킨 것), 오키나와의 두부 발효품, 에스키모의 키비캇크, 타일란드의 카오마·타오죠, 비율반의 프토·타도기·나타 데 코코 등 끝이 없습니다.

　세계 각지의 술 역시 거의가 발효를 거친 것입니다. 그러므로 반드시 '발효식품 = 건강에 좋다' 라는 등식이 성립되지는 않지만, 그렇더라도 발효식품은 우리 생체에 좋은 것이 대부분입니다. 그 이유는 발효식품은 곧 **효소식품**이기 때문입니다.

8. 바나나는 발효한 것을…!

발효식품의 특징은 아래와 같습니다.
- 거의 부패하지 않으므로 장기간의 보존이 가능하다.
- 미네랄은 몇 배나 증가하고, 아미노산은 10배나 늘기 때문에 영양가가 높다.
- 거의가 발효식품이다. 포도주라면 발효 전의 것보다 2,000배 이상의 미생물이 증식해 있고, 등겨담금의 등겨 된장 1g에는 8~10억의 유산균이 있으므로, 이들 균이 '균체내 효소'를 방출함으로써 효소활동을 활성화시킨다.
- 냄새의 특이성과 맛 성분의 활성화. 프랑스 노르만디 지방의 치즈처럼 코를 찌르는 고약한 냄새를 풍기는 것을 비롯해서, 와인, 위스키 같이 향기로운 것에 이르기까지 다양하다. 그리고 어느 것이든 맛이 좋다.
- 독물의 무독화(無毒化). 원래는 맹독물이었지만, 발효시키면 독이 말끔히 없어진다. 예컨대, 복어알은 맹독이지만 4년간 발효시키면 무독한 물질로 변한다.
- 거의 완전히 분해되어 저분자화(低分子化)되어 있으므로 영양소의 흡수가 아주 쉽다.

발효하면 그 효과가 더욱 증대해지는 것의 보기를 듭니다.
바나나는 발효시키면 비교가 안 될 정도의 유리한 상태로 변합니다. 바나나를 방치해 두면 껍데기가 까맣게 되는데, 바나나가 썩기 직전인 '극한의 발효 상태', 즉 완숙한 바나나가 되기를 기다렸다가 먹으면, 존재한 20% 탄수화물의 1/3∼1/2이 글로코스(덱스트로제)로 변합니다.

글로코스란 탄수화물의 최소 단위인데, 소화할 필요가 없으므로 **완숙한 바나나를 먹는다는 것은 일반 바나나와는 비교가 안 되는 소화가 월등히 잘 되는 물질을 먹는 결과가 됩니다.**

이러한 바나나는 어른만이 아니라, 한 살 미만의 젖먹이에게 가장 먹이고 싶은 것입니다. 젖먹이는 녹말 분해효소의 미분비(未分泌)로 보통 바나나는 소화할 수 없지만, 완숙 바나나라면 소화되기 때문입니다.

레바논 사람들은 '키베'라는 것을 즐겨 먹는데, 이것은 날양고기와 으깬 밀을 맷돌로 곤죽을 만든 후에 향신료(香辛料)를 첨가해서 반죽한 것입니다. 이것 역시 효소가 많은 탓에 그들의 건강 유지에 지대한 기여를 하고 있습니다. 단백질 분해효소인 카텝신, 지방 분해효소인 리파제, 밀에서 나오는 프로테아제·아미라제·리파제 등이 자기소화를 합니다.

이미 설명했듯이, 에스키모는 해수고기를 보존해 가면서 그것이 부패되기 직전에 먹음으로써 건강을 유지하고 있습니다. 이러한 사실을 인식해 간다면, 영양공급을 정확히 하면서 건강을 유지 향상시키고자 효소를 만들어 내는 발효식품은 '인류의 지혜'라고 할 수 있습니다. 발효식품 중의 등겨담금, 소금담금 등은 염분이 다소 많은 탓에 이의 과식·편식에 주의하여야 합니다.

우유를 발효시키면 요구르트가 된다는 사실은 누구나 알고 있는데, 우유와 요구르트를 비교한다면 요구르트는 전혀 다른 식품이라 해도 과언이 아닐 정도로 우수한 식품입니다.

우유는 단백질이 깨끗이 분해되지 않은 탓에 장내(腸內) 부패가 심할 수 있지만, 요구르트는 그의 많은 유산균이 대장 내 유용균의 먹이가 됨으로써 부패되지 않습니다.

발효란, 이것 하나만 보더라도 '놀라운 현상'임을 알 수 있습니다.

제9장

미국민이 주목하고 있는
'효소요법'

1. 마지막 치료법— 효소 건강식품

지금 미국에서는 각종 난치병을 비롯한 각양각색의 질병에 효소요법을 적용시키고 있습니다. 저자 역시 이것을 시행하고 있는데, 질병 진행상 아주 중요한 대목에서 효소 건강식품을 투여합니다.

아래에서는 미국에서 큰 성과를 올리고 있는 효소요법을 질병 종류에 따라서 소개합니다.

(1) 에이즈(HIV)

미국 내과의사 중에는 에이즈 환자에게 효소를 투여하는 사람이 많습니다. 그 이유는 통상적으로 에이즈에 따라서 일어나는 영양소의 흡수 부전(不全)을 중화시키는 데에 효소가 유효함이 밝혀졌기 때문입니다.

특정 단백질 분해효소의 배합이 에이즈 감염자의 모종의 림프구 산출(産出)을 도움으로써 면역 시스템이 소멸될 중대 증상을 완화시킨다는 사실이 연구에 의해서 밝혀졌습니다.

일상적으로 효소 건강식품을 섭취함으로써 에이즈의 진행을 느리게 하고, 나아가서는 증상이 경감된다는 사실 역시 밝혀졌습니다.

(2) 바이러스 질병

인플루엔자, C형 및 B형 간염, 헬페스 등의 병원성 바이러스에 일단 감염되면 아주 곤란합니다. 이러한 바이러스는 단백질의 끈적끈적한 점액으로 싸여 있으므로, 단백질 분해효소의 건강식품을 섭취한다면 그 막이 분해되면서 바이러스가 괴멸된다는 사실이 밝혀졌습니다.

즉, 효소 건강식품 요법은 바이러스 질병에 큰 효과를 기대할 수 있는 것이라 하겠습니다. 미국의 어느 내과의사는 아래와 같이 말하고 있습니다.

"현재로서는 대상(帶狀) 헬페스 증세에 대한 단백질 분해효소 치료가 부작용 없이 가장 효과적이다."

인플루엔자 바이러스는 트립신 효소로 소멸시킬 수 있습니다. 독일의 어느 의사는 "대상포진(帶狀疱疹) 등의 바이러스 질병의 치료에 효소 건강식품을 대량 투여한즉, 회복률이 크게 향상되었다."라고 보고한 바 있으며, 일반적으로 이 질병 후에 나타나는 신경통까지 전혀 발증(發症)치 않았다는 것입니다.

효소 건강식품은 당연히 경구(經口) 섭취이지만, 환부에 발랐을 경우에도 증상이 호전되었다고 보고하고 있습니다.

(3) 관절염·요통·류마티스·어깨결림 기타의 통증

부적절한 소화(=소화불량)는 경우에 따라서 전신적(全身的)

통증을 재빨리 나타내는데, 이것은 특히 관절염이나 요통으로 나타납니다.

아미노산으로 분해되지 않은 폴리펩티드(질소 잔류물)는 장내를 부패시키면서 TCA에너지 회로(소위 쿠엔산 회로)의 원만한 회전을 방해합니다. 질소 잔류물은 일탈(逸脫)한 예비회로에 침입해서 유산 및 기타의 산(酸)을 만들어 냄으로써 몸에 통증을 주는 근수축(筋收縮)을 일으킵니다. 이 현상이 두드러진 부위가 심히 아파지는데, 그 근본은 산소 부족에 따르는 소화불량입니다.

그러므로 소화 시스템이 이상적으로 개선되어 소화와 배설이 시원하게 이루어진다면, 언제 그랬더냐는 듯이 통증이 사라집니다.

류마티스 또한 똑같습니다. 류마티스에는 무엇보다도 효소 건강식품의 대량 투여가 주효하므로, 이 환자는 효소 건강식품의 대량 섭취와 과일·날야채 중심의 효소가 듬뿍 있는 혈액중화식(中和食)을 계속적으로 실천한다면 눈에 띄게 좋아집니다.

(4) 암(癌)

암은 골치 아픈 난치병입니다. 나타난 암을 고치기란 정말 어려운 질병입니다. 그러므로, 무엇보다도 예방이 아주 중요합니다. 암 예방에 가장 중요한 것은 효소가 많이 포함된 먹거리의 섭취와 효소 건강식품을 상용(常用)하는 일입니다.

각종 암은 과일·날야채의 섭취 부족에서 온다 해도 과언이 아닙니다. 즉, '효소 부족·식이섬유 부족이 암을 형성하는 최대 인자' 입니다. 체내의 잠재효소를 지나치게 낭비하는 일이 전신의 각 장기를 발암 체질로 바꿔 가기 때문입니다.

B. 골드버그 박사의 『암에 대한 대사의료의 결정적 안내 (Alternative Medicine Guide to Cancer)』에는 위(胃)의 펩신, 췌장의 프로테아제 등의 효소가 체내에서 발생한 초기 암을 공격한다는 사실이 기재되어 있습니다.

단백질이 충분히 분해되지 않으면 소장·대장 속에서 질소 잔류물이 부패를 초래함으로써 '암모니아 대사물'[1]을 만들어 내는데, 이것들이 발암 물질인 니트로소(素)아민 등을 만들어 냄으로써 세포가 암화해 갑니다.

효소는 더구나 TNF[2]를 만들어 냅니다. '오스트레일리아 암연구협회 회원인 루시아 디사이어 박사는 TNF를 산출(産出)시키고자 효소 건강식품을 대량 사용해서 성공한 의사입니다.

최근에 이르러서, 이와 같이 많은 의사가 암에 대한 효소요법의 중요성을 인식하고 있습니다.

췌장의 효소가 암세포 곁에 있는 항체에 작용하게 되면 암세포는 여지없이 파괴된다는 사실도 알아내고 있습니다. 특히, 프로테아제는 암세포를 에워싸고 있는 단백질의 코팅(coating)을 분

---

1) 아민, 페놀, 스카톨, 인돌, 유화수소, 메틸멜카프탄 등.
2) 종양을 괴사시키는 인자.

해해서 암을 죽입니다. 이 코팅이 파괴되면 항원(抗原)이 해방되는데, 이에 따라서 면역계는 더욱 활성화됩니다. 프로테아제는 암세포가 만들어 내는 면역 복합체의 제거 기능도 갖고 있습니다.

췌장효소는 킬라T-세포의 증식에도 관여함으로써 TNF 증가를 돕고 있다는 점에서, 유럽의 의사들 사이에서는 종양 파괴용으로 췌장효소를 암 종양에 직접 주사하고 있습니다.

이 주사에 포함된 효소는 화학요법(=항암제)의 병용(倂用)에도 큰 역할을 합니다. 항암제의 분량을 줄일 수 있으므로 그의 부작용을 대폭적으로 감소시키기 때문입니다. 또한, 프로테아제는 암세포가 다른 정상세포에 붙어서 악영향을 주면서 전이(轉移)해 가는 것을 막는 작용도 합니다.

이상의 개략적 사정을 살펴보더라도 효소 건강식품의 섭취는 암 치료의 불가결한 것이라 하겠습니다. 암 환자의 체내에서 발견되는 위험한 면역 복합체는 효소 건강식품의 섭취로써 대폭 감소시킬 수 있습니다. 이 복합체는 암화한 종양을 증대시키는 인자(因子)이므로 이것의 증량은 곧 암의 확대에 직결되며, 그것은 곧 죽음과도 직결됩니다.

그런데 효소요법을 시행하면 이 복합체를 억제하게 되므로 암 전이가 상당히 제지되면서 식욕이 솟고 기운을 차릴 수 있으므로 정신적 안정을 얻게 됩니다.

미국의 J. 라이어 박사는 다음과 같이 말하고 있습니다.

"만약, 당신이 효소가 들어 있는 파파야나 파인애플 등을 섭취하고 소화를 돕고자 한다면, 당신 체내의 대사효소는 더욱 유해한 부위에 그 기능을 발휘하게 된다. 효소의 화학반응이 정상화됨으로써 전신의 건강은 크게 증진될 것이다."

근년에 이르러서 구미(歐美)의 암전문가들은 다른 자연요법과 더불어 효소요법을 활발히 쓰고 있습니다. 이들은 경구용(經口用)으로서만 아니라, 주사나 좌약(坐藥)으로서도 쓰고 있는데, 그 효소의 명칭은 아래와 같습니다.

췌장효소, 파파인, 프로메린, 트리프신, 키모트리프신, 리파제, 아미라제, 르틴(바이오 후라보노이드).

(5) 자기(自己) 면역 질병

류마티스, SLE(전신성 홍반성 낭창 ; 소위 루푸스), PSS(전신 근육 경화증), 중증 근무력증, 다발성 경화증, 크론씨병 등의 자기 면역 질병은 면역계의 이상이 그 원인이라고 합니다. 즉, 면역계를 이루는 일련의 식세포가 자기 자신의 세포나 조직을 이물질(異物質)이라고 잘못 보고 지속적인 공격을 가함으로써 생기는 질병입니다.

이와 같이, 면역계의 이상반응은 생체 속을 순환하고 있는 면역 복합체의 발증(發症)을 촉진함으로써 각종 질병에 연계됩니다.

현대 서양의학의 대중요법은 근치적(根治的) **방법이 아니라,**

나타난 증세만을 억제하는 방법인데, 이것은 말하자면 '치료라고 할 수 없는' 방법입니다. 현대의학(=서양의학)에서는 이러한 난치병을 대중요법만으로 다룰 수밖에 없는 것이 오늘의 어쩔 수 없는 의료 현실입니다.

이 질병의 근본원인은 '장내부패(腸內腐敗)'에 있다고 나는 봅니다. 최근의 연구에 의하면. 면역을 관장하는 대부분이 장(특히 소장의 점막)이라는 사실이 더욱 확실하게 증명되고 있기 때문입니다.

이 질병에 대한 지표법의 근간(根幹)은 장내 세균의 정상화를 꾀하는 일입니다. 그 방법으로는 다음 네 가지입니다.

① 반(半)단식법　② 먹거리(영양)요법
③ 건강식품의 섭취　④ 침·뜸·원적외선·족탕 등의 물리요법

저자의 클리닉에서는 이러한 방법을 씀으로써 아주 좋은 근치적 치료율(根治的治療率)을 자랑하고 있습니다. ③의 건강식품이란 그 핵심이 효소입니다. 저자는 효소 건강식품 외에도 면역기능을 강화시키는 건강식품도 다용(多用)하고 있습니다.

특히, 효소 건강식품의 대량 투여 효과는 아주 놀랍습니다. 구미 선진국의 연구 결과로는, 양질의 효소를 대량 투여함으로써 암과 같이 면역 복합체에서 해방되면서, 아무 부작용이 없다는 사실이 판명되었습니다.[3]

---

3) 가수분해 효소는, 특히 위험한 면역 구조를 깨끗이 하는 작용이 뛰어납니다.

다만, 자기 면역 질병 환자에게 대량의 효소를 투여하면, 처음 얼마 동안은 면역 복합체가 붕괴되면서 증상이 더욱 악화되는 것처럼 느껴집니다. 일종의 '호전반응'입니다. 그러나 최종적으로는 증세가 개선됩니다.

아토피성 각종 질병이 바로 그러한데, 모든 독소가 피부에 나타나므로 보기에 더 악화된 듯합니다. 류마티스나 SLE나, PSS 등 역시 통증이 더하는 경우가 있습니다.

그러나 이러한 현상은 면역 복합체가 붕괴되면서 나타나는 현상이므로(=호전반응) 효소를 계속 섭취하면서 식양생(食養生)을 추진해 간다면, 모든 독소가 배출된 후면 근본적 원인이 제거됨으로써 질병은 치유돼 갑니다.

2. 사람의 잠재효소를 보조하는 효소 건강식품

효소 건강식품을 섭취하는 일은, 비타민이나 미네랄 등의 보조식품을 섭취하는 일보다 더 중요합니다.

다양한 건강식품을 섭취한다 해도, 효소 건강식품의 섭취는 그 근본적 필요 사항입니다. 그 이유는 이미 설명했듯이 인간이 지니고 있는 '잠재효소'의 분량에는 한도가 있기 때문입니다.

건강 유지에 필요한 최저한도이자 근본이 되는 사항은 아래의 두 가지입니다.

① 효소가 많은 먹거리를 주축으로 하는 식생활
② 효소 건강식품을 매일 섭취할 것

에드워드 하우웰 박사는 아래와 같이 말합니다.

"효소란, 사람이 살아가는 것을 가능케 하는 물질인데, 그것이야말로 생명의 빛이다."

효소가 많은 식품이란 날식품, 특히 날야채와 과일입니다. 또한, 효소 건강식품은 그 품질이 최상최고의 것이어야 합니다. 저자는 최량의 효소 건강식품을 입수하고자 일찍이 도미(渡美)해서 에드워드 하우웰 박사가 직접 제조한 미국 최고의 효소를 확보했는데, 나의 클리닉에서는 치료용으로 그것을 쓰고 있습니다.

효소가 듬뿍 든 좋은 식사와 동시에 최우수 효소를 병용한다면 아무 부작용 없이 놀라운 호전작용이 나타납니다. 효소 건강식품을 병용함으로써 얻는 이점은 아래와 같습니다.

- 모든 영양소가 최소 단위까지 분해되므로 각종 영양소의 흡수가 가능하다.
- 내장의 활동이 활발해지면서 먹거리가 위장관(胃腸管)에 머무는 시간을 대폭 단축시킨다.
- 소화불량이 개선된다.
- 영양의 완전 흡수로 체력이 향상된다.
- 위의 불편함과 기타의 불쾌감이 사라진다.

- 여분의 약이 필요 없거나, 그 복용량이 크게 감소된다.
- 면역력이 향상된다.
- 염증이 사라진다.
- 혈액순환이 정상화되면서 피가 맑아진다.
- 각 조직 내의 해독작용이 촉진된다.
- 비만이 해소 감량된다.
- 항가령 효과(抗加齡效果)로 수명이 연장된다.

수명이 연장되면서 질병이 없으니 놀라운 효과가 아닐 수 없습니다.

나는 에드워드 하우웰 박사가 제조한 효소 건강식품을 더욱 개량·발전시킨 효소 건강식품을 쓰고 있으며, 더구나 위(胃)의 효소와 장의 효소 두 종류를 병용하고 있습니다. 왜냐하면, pH 환경에 따라서 두 가지의 효소가 필요하기 때문입니다.

이들의 효소는 특별히 유기(有機) 재배한 식물에서 추출한 것이데, 그것은 체내에서 단백질·탄수화물·지방·식이섬유의 모든 것을 소화시키며, 나아가서 미네랄의 흡수를 증강시킵니다.

펩신·트립신·프로메린·파파인 등의 효소군(群)은 단백질만을 소화시키고, 아미라제·그루코아미라제·슈락타제·인바타제·판크레아틴 등은 탄수화물을, 락타제 효소는 유산의 락토스를 소화시킵니다.

판크레이틴·리파제는 지방을, 셀라제는 섬유를 소화시킵니다. 특기해야 할 점은 셀레칼라제입니다. 이것은 헤미셀라제·휘타제·베타그루카나제를 포함한 혼합 효소인데, 식물과 야채에서 미네랄을 취하기 위해서 개발된 것입니다.

담즙과 더불어 작용할 리파제는 지방을 지방산 및 글리롤로 분해합니다. 펩신과 트립신은 위 속의 산성에 작용하고, 판클레아틴은 소장의 알칼리성으로 인해서 작용합니다.

이러한 두 종류의 효소 건강식품으로 하여금 날것 속에 포함된 효소의 역할이 보완됨으로써 위장관(胃腸管) 속의 소화가 원활해집니다.

이러한 역할로 인해서 장내의 부패균 번식이 억제됨으로써 각종의 불쾌 증상이 미연에 방지되면서 질병이 생기지 않게 예방(豫防)합니다. 더구나, 효소 건강식품을 섭취하게 되면 식후의 팽만감이 감소되면서 에너지가 떨어지지 않습니다. 이로 인해서 배변의 분량이 증가하고 대변의 질이 좋아지면서 내장기능이 정상화됩니다.

오늘의 구미 선진국에서는 이와 같이, 효소 건강식품을 활용한 치료법 및 질병 예방법이 크게 보급되고 있습니다. 효소 건강식품에 포함된 배합효소와 그 작용에 관해서는 [표 8]을 참고하십시오.

〔표 8〕

효소 건강식품에 보통 포함된 효소와 그 작용	
효소명	작용
펩신	염산의 유용성에 따라서 기능하는 단백질 분해 효소
프로메린	파인애플의 줄기에서 추출, 단백질 분해를 돕는 프로테아제를 유황 처리한다
파파인	파파야에서 추출한 물질. 먹거리 단백질을 강력하게 소화시키고자 단백질 펩티드를 분열시킨다
판클레아틴	동물의 췌장에 의해서 소장에 분비되어서 단백질·지방·당의 분해효소를 포함하고 있는 동물성 효소이다
리파제	균에서 추출했다. 지방산·글리세롤 속의 지방을 분해시킨다
소의 담즙	지방의 소화 및 담낭 기능을 개선시키고 담즙의 흐름을 자극함으로써 변비를 막는다
아미라제	균에서 추출한 것으로서 녹말·글리코겐 및 특정 다당류를 분해시킨다
프로테아제	단백질·녹말·탄수화물을 대사하는 췌장에서 분비되는 소화효소이다
셀르라제	식이섬유에 포함된 구루칸 및 세룰로오스를 분해하는 균에서 추출한 효소이다
키모트립신	단백질 구성 요소를 분해시키는 효소
트립신	단백질 먹거리에 포함되어 있으며, 아미노산의 구성 성분과 펩티드를 분열시키는 동물성 효소이다

제10장
'수퍼 효소의료'의 증례(症例)들

여기에서는 나의 클리닉에서 쓰고 있는 '효소요법'으로 현저하게 증상이 개선된 환자들의 실례를 증상별로 소개합니다.

1. 오십견(견관절 주위염)

40세를 넘자마자 이 증상이 나타나는 사람이 꽤 되지만, 일반적으로는 50대(代) 사람에게 많으므로 '오십견(五十肩)'이라고 통칭하고 있으나, 병명은 '견관절(肩關節)주위염'입니다.

원인은 혈류의 악화인데, 어깨 관절 근육에 유산 또는 '필빈산' 등이 나타남으로써 평소에는 아무렇지도 않던 어깨의 회전·선회와 기타 운동이 원만치 않아서 어깨를 올릴 수 없거나, 뒤로 제칠 수 없는 현상을 말합니다.

이것은 적혈구의 연전형성(連錢形成)으로 인한 증상입니다. 그러므로 효소 건강식품과 효소가 많은 먹거리의 섭취가 중요합니다.

【증례 ①】 오십견(남성, 52세)

이 환자는 40대 끝무렵에 오른쪽 어깨를 뒤로 제칠 수 없는 자각증세가 나타났습니다. 가끔 오른쪽 어깨가 저리거나 통증이 와서 공 던지기도 못할 지경이었답니다.

그가 52세에 나의 클리닉에 왔기에 그 원인을 캐고자 장시간이야기를 나눈 후, 보통의 두 배가 되는 위효소(胃酵素)를 섭취케 하고, 조반은 과일로만 취하는 야채 위주의 식사로 바꾸게 하였습니다. 약 반 년 후, 문득 생각해 보니 자기도 모르는 사이에 어깨가 자유로이 움직인다는 사실을 알게 되었다는 것입니다. 또한, 만성적 설사도 정상화되었을 뿐만 아니라, 가끔 있던 두통·현기증마저 깨끗해졌다는 것입니다. "효소 건강식품의 섭취와 생식이 이렇게 듣다니 놀랍기만 합니다!" 라고 그는 감탄하는 것이었습니다.

2. 요통(요추 추간판 헤르니아)

【증례 ②】요통(남성, 57세, 다른 질병 없음)

2001년 8월경부터 요통을 자각, 근처 병원에서 헤르니아의 진단을 받고 종합병원으로 옮겼답니다. 이 병원에서도 MRI 검사로 '요추 추간판 헤르니아' 진단으로 9월에 수술 예정이었으나, 이 말을 전해 들은 친구가, "수술은 안 된다. 내가 좋은 선생을 아는데, 그분께 소개하겠다."고 하면서 나를 소개했다는 것이었습니다.

반신반의였던 환자와의 이야기에서 나는 아래의 세 가지 방법을 시작하게 했습니다.

① 반(半)단식법(식사요법)

② 효소 건강식품의 섭취

③ 나의 클리닉의 독창적 물리요법

이렇게 세 가지 방법으로 치료했더니, 1주일 만에 통증이 깨끗이 사라져서 언제 그랬더냐는 듯이 활기를 되찾았습니다. 그래서 수술을 거절하고 식양생을 계속한 결과 한 달이 지나자 정상화됨으로써 이 환자는 '장을 정상화시키는 요업이야말로 통증을 없애는 최고의 비결'임을 확신하기에 이르렀다고 털어 놓는 것이었습니다.

이 환자만이 아니라, 소위 요통 · 배근통(背筋痛) · 좌골신경통 · 무릎 아픔 등의 만성적 전신 통증에는 위의 세 가지 방법이 아주 유효합니다.

특히, 효소 건강식품에서는 '위(胃)효소'와 '마그네슘제(劑)'를 듬뿍 투여하는 방법이 비결입니다. 어떠한 메커니즘으로 통증이 사라졌느냐 하는 문제는 통증의 발증 과정을 살핀다면 이내 알 수가 있습니다. 통증이 나타나는 메커니즘은 이미 앞에서 자세히 설명한 바와 같습니다.

이미 설명했듯이, '통증'의 근원은 장(腸)에 있습니다. '유산균이 포함된 음료'가 있는데, 이것은 혈액에 들어가는 것으로 끝나므로 문제시 안 해도 됩니다.

3. 두통(편두통 또는 군발성(群發性) 두통)

【증례 ③】 두통(남성, 45세 / 체중 62Kg)

18~19세 시절부터 가끔 두통이 있었는데, 두통약으로 그때그때 가라앉혔다는 것입니다. 30세가 넘자 두통은 매일같이 본격화해서 두통약을 놓지 못했다고 합니다. 병원 검사로는 '정신적인 통증'이라고 했으며, 기질적(器質的)으로도 이렇다 할 이상이 없었으므로 '편두통'의 진단이 내려졌다고 합니다.

36세 이후가 되자 통증이 너무 심한 나머지 1년의 반 가까이는 휴무(休務)해야 했고, 그는 41세에 아는 분의 소개로 나에게 왔습니다.

진찰을 세밀하게 보았더니, 두통 외에도 어깨 결림·등바름·식욕부진·트림·악취 나는 방귀·설사·변비 등의 증상이 보였습니다.

이것은 분명히 장내 부패로 인한 증상이었으므로 2주간의 반(半)단식과 동시에 효소 건강식품을 투여했습니다. 그러한 지 3주 후에는 4kg이 감량되었는데, 얼굴은 다른 사람인 양 밝아졌고, 20년이나 지속된 두통이 거의 없어졌음을 자각했습니다.

계속해서 식양생과 효소 건강식품을 투여했더니, 그 2개월 후에는 증상이 깨끗이 사라진 동시에 대변 역시 굵은 정상변이 되었고, 냄새가 사라지는 등 모든 증상이 없어져서 완치되었습니다.

"이렇게 해서 낫다니, 꿈만 같다."고 그는 연방 싱글벙글이었습니다. 이 환자에게는 '위와 장의 효소 건강식품' 및 '면역기능 강화 기능 식품'을 겸용했습니다.

두통의 원인은 장내의 부종(浮腫)으로 인한 경도내압 증가(輕度內壓增加)였습니다. 오염된 혈액(독소 혈구)이 모든 증상의 원흉이었으므로, 효소 건강식품으로 혈액을 정화하면서 반(半)단식을 시행한다면, 제 아무리 완고한 두통일지라도 틀림없이 완치됩니다.

4. 메니에르병(어지러움증)

이것은 내이(內耳), 특히 삼반규관(三半規管)의 부종(浮腫)으로 수분이 차면 생깁니다. 일반적으로 그 원인은 불명이라고 하지만, 사실은 문란한 식사 외에는 다른 원인이 없습니다.

부종이 바로 어지럼증을 일으키는데, 그 원인은 혈액이 연전형성(連錢形成) 상태가 된 탓입니다. 여기에 잘 듣는 것이 바로 효소 건강식품입니다. 이것이 직격적으로 연전형성 상태를 해지시키자 혈액이 맑아지면서 부종이 개선됩니다.

【증례 ④】 어지러움증(여성, 37세)

이 환자는 단 먹거리라면 사죽을 못 쓰는 성미라서 동서양 것을 막론하고 단것을 매일같이 성이 차도록 먹어 댔습니다.

2001년 4월의 어느 날 아침 잠자리에서 일어나려는데 도저히 움직일 수가 없었을 뿐 아니라, 천장이 빙빙 돌고 있음을 자각, 병원으로 옮겨졌습니다. 병명은 메니에르병.

입원 1주일 만에 다소 차도가 있기에 퇴원했으나 완치가 아니었으므로 나에게 왔습니다. 나는 그 자리에서 당장 효소 건강식품을 다소 많게 섭취시킨 후, 침상에 눕히고 침과 뜸요법을 시행했습니다. 그런 지 한 시간 후, 환자는 온몸이 편안해지면서 눈의 어지러움증이 우선 가셨습니다.

이어서 반(半)단식법과 생식 중심의 식생활을 지도해 나갔더니, 1개월 후에는 어깨 결림 · 연변(軟便) · 트림 · 두통 등의 여타 증세까지 모두 개선되었습니다. 1년이 지난 오늘날까지 식사에 조심하고 효소 건강식품을 섭취하고 있는 탓이겠지만, 아무 증상도 없다는 것입니다.

5. 암

여기저기 전이된 암 환자도 나의 클리닉에서는 재미있게 낫는 경우가 많습니다. 특히, 작금에 이르러서는 그 경향이 뚜렷합니다.

나의 진료소에서는 아래와 같은 방법으로 암을 치료합니다.

① 면역을 최대로 강화시킴으로써 NK-세포와 사이토카인을

활성화시키는 한편, 암을 자멸시키는 나의 독특한 건강식품을 투여
② 원적외선 치료기기 및 침구(鍼灸) 등의 물리치료
③ 반(半)단식으로 시작하는 식양생(食養生)의 엄격한 지도

주로 이와 같은 세 가지 사항을 지도 실천케 함으로써 암 환자는 놀라운 정도로 에너지가 높아지면서 부지불식간에 암이 축소되거나 사라지곤 합니다.

【증례 ⑤】 대장암 – 수술 후에 복막 및 림프절에 전이되었음(남성, 29세)

2000년 8월에 큰 병원에서 대장암 수술 후 11월에 접어들자 복막·복부 및 림프절에 전이되었다. 항암제 치료를 거부하고 나에게 왔습니다. 나는 치료에 앞서서 아래의 치료 항목을 지시했습니다.

① 반(半)단식으로 시작하는 식양생(食養生)
② 기능성 식품의 섭취
③ 원적외선 치료 및 침·뜸의 치료

이상의 치료를 엄격하게 실천하였더니, 다음 해 4월에 시행한 CT, MRI 검사에서는 "암으로 보이는 것이 전혀 없다."라는 결말이 났습니다.

다시 3개월 후의 검사에서도 똑같았습니다. 대장암의 전이암은 아주 다루기가 어려운 것인 만큼 나의 치료법은 획기적인 성

과를 올리는 것이라 하겠습니다.

【증례 ⑥】 대장암 - 수술 후에 간장 및 복막으로 전이(여성, 53세)

1998년 12월에 종합병원에서 대장암 진단을 받고 수술, 그 후 1.5년간 항암제 치료를 받아 왔는데, 2000년 9월에 이르러서 복막·림프절·간장에 전이가 확인되자 더욱 강력한 치료를 권고받았다고 합니다.

이 제의를 거부하고 다른 대체의료기관에서 치료했지만 암은 더욱 진행해 가고 있어서 고민하던 차에 2001년, 나에게 왔습니다.

나의 진료소에서는 아래의 진료 방법을 지시, 실천케 했습니다.

① 반(半)단식과 식양생(食養生)
② 효소 건강식품의 투여
③ 원적외선 치료 및 침·뜸 치료

2개월이 경과하자, 어깨 결림·요통·등바름·두통·구토기·식욕부진 등의 증세가 개선되었고, 6개월 후에 큰 병원에서 CT 및 MRI검사를 한즉, 간전이암이 반으로 축소되어 있었습니다.

마치, 암이 완쾌된 듯이 즐거운 하루하루를 보내면서 암은 더욱 호전되어 갈 것으로 믿습니다.

【증례 ⑦】 유방암 - 수술 후 폐에 전이(여성, 62세)

1997년에 오른쪽 유방암을 수술, 그 후의 경과가 좋았는데, 2002년 3월에 이르러 양쪽 폐에 이상을 발견, 정밀검사 결과 전이성(轉移性) 폐암이라는 선언을 받았다고 합니다. 그 직후에 이 환자는 나에게 왔습니다.

이 환자에게도 아래의 세 가지를 지시하였습니다.

① 반(半)단식을 비롯한 식양생
② 효소 건강식품의 섭취
③ 원적외선 치료 및 침·뜸 요법

이상의 방법을 부단히 지속하였던 바, 경과가 매우 양호해지면서 부수적 제증상이 몽땅 개선되면서 암의 진행이 중단되었습니다.

그러나 암의 소멸이 보이지 않자, 2003년 3월부터 '후코이단'을 투여하자 극적 효과가 있어 7월에 이르러 암은 거의 소멸했습니다.

'후코이단'은 암을 직접 자멸시키는 효과가 있고, 효소 건강식품은 면역 강화에 의한 암 퇴치용에 적합합니다. 이 두 가지를 병용하면 전이 암 환자에게도 극히 유효한 성과를 나타내는 경우가 있는데, 이 환자가 바로 그 좋은 보기였습니다.

【증례 ⑧】 유방암(우측) (여성, 57세)

1997년에 오른쪽 유방암으로 부분 절제 수술의 지시가 있었으나 수술을 거부하고 2002년 7월에 나의 진료소로 찾아왔습니다.

이 환자 역시 아래의 세 가지를 꼭 지키도록 지도하였습니다.

① 반(半)단식을 비롯한 식양생

② 효소 건강식품의 섭취

③ 원적외선 치료

유방암 환자에게 하는 나의 클리닉의 시술(施術)은 대개 이 세 종류의 방법을 써 가면서 치료합니다. 이 환자는 그 후 3개월이 지난 10월 검사에서 암이 소멸되어 치유(治癒)되어 있었음을 확인하였습니다.

【증례 ⑨】 췌장암(여성, 75세)

췌장은 인체 내에서 뛰어난 '효소 저장고' 입니다. 만약, 날것(과일·야채)을 일절 안 먹고 가열식(加熱食)만 먹는다면, 가장 먼저 피해를 입는 장기는 췌장입니다.

췌장에서는 아미라제·마르타제 등의 '당 분해효소', 리파제 등의 '지방 분해효소', 트리프시노겐·엔테로키나제·트리프신·키모트리프시노겐·칼복시페프티타제 등의 '단백질 분해효소' 등이 항상 분비되면서 먹거리를 소화시키고 있습니다.

그런데, 가열한 먹거리만을 먹는다면 이러한 췌장효소가 24시간 소비됨으로써 고갈되어 끝내는 췌장이 부어오르면서 비대해진 나머지 암으로 변합니다.

이 환자는 2002년의 정밀검사에서 '이상'을 지적받고 재검사 결과 췌장암으로 진단되었습니다. 췌장은 수술 불가능한 위치에 있을 뿐만 아니라, 환자의 연령상 부득이 방치할 수밖에 없다고 해서 3월에 나에게 왔습니다.

췌장암의 치료란, 뭐니뭐니 해도 '과일 · 날야채와 반(半)단식법'이 최선이며, 이어서 대량의 효소 건강식품의 섭취에 병행해서 면역 기능 강화의 보조식품 및 족욕법(足浴法) 등을 병용(倂用)하는 방법이 최고입니다.

처음에 이 환자는 전혀 식욕이 없는 데다가 트림과 구토증에 설사 · 복부팽만 · 등바름 등에 시달리고 있었습니다.

반(半)단식법은 저속 압착식(壓搾式)으로 짜낸 주스만을 마시고, 보조식품은 위(胃) 효소와 장(腸) 효소를 배량(倍量) 투여함과 동시에 면역 기능 강화용 보조 식품을 겸용시킨 결과로 1주일 후에는 증상의 개선이 보이기 시작했습니다.

2주가 되자 증상 개선이 더욱 현저하면서 식욕이 왕성해졌는데, 이 시점에서 주스와 더불어서 고형물을 첨가하는 한편, 식양생법의 내용을 조금씩 증가시켰습니다. 이렇게 해서 3개월이 되자 병원의 정밀검사로 췌장암이 상당히 축소된 사실이 확인되었습니다.

반 년이 경과하자 죽기는커녕, 컨디션은 더욱 호조(好調)여서 즐거운 시간을 보내고 있는 보기 드문 증례가 되었습니다.

이와 같이 췌장암만이 아니라 모든 암에는 생식(과일+날야채)

과 효소 건강식품의 병용이 매우 효과적입니다.

6. 위장 장애

트림 · 복부 팽만 · 설사 · 연변(軟便) · 부패변 · 위장 불편 · 위통 · 구취(口臭) 등의 위장 장애에 가장 효과적인 것이 바로 효소 건강식품입니다. 모든 영양소를 신속하게 분해하면서 양질의 대변을 형성시킴으로써 체내의 독소를 듬뿍 배설케 하는 작용을 하기 때문입니다.

어떠한 종류의 위장 장애에도 절대 필요한 것이 곧 효소 건강식품입니다.

【증례 ⑩】 만성 위염, 만성 대장염, 고지혈증(高脂血症)(여성, 63세)

이 환자는 1997년에 내시경검사에서 극미(極微)한 위암을 발견, 위의 2/3를 적출(摘出)했답니다. 수술 후의 경과가 좋아서 3개월마다 위 내시경검사 및 대장 내시경검사 때마다 비정상적 위염 및 대장염의 지적이 있었다고 합니다. 또한, 콜레스테롤치(値)는 항상 300mg/dl이었다 합니다.[1]

---

1) 정상치(定常値)는 150~219mg/dl.

"위암 수술을 거친 사람은 모두 이 정도이므로, 정상수치로는 되돌아가지 않는 것으로 아십시오."라고 담당의사가 말하더랍니다. 2003년 5월에 나의 진료소로 왔습니다.

이 환자 역시 아래의 치료를 계속했습니다.

① 식양생

② 기능성 식품의 투여

③ 원적외선 치료 및 침·뜸 치료

이렇게 한 지 2개월 후, 위 및 대장의 내시경검사에서는 위염 및 대장염이 모두 개선되었습니다. 위와 대장 속이 하도 깨끗했던지 담당 의사는 "도대체 무엇을 어떻게 했기에 이러합니까?"라고 묻더라는 것이었습니다. 또한 콜레스테롤치가 훨씬 내린 160mg/dl로서 완전히 정상화되었고, 현재의 컨디션 역시 아주 좋습니다.

【증례 ⑪】 만성 대장염, 만성 위염, 만성 췌장염 (여성, 38세)

오랫동안에 걸쳐서 입 냄새가 고약하고 트림·위의 거북함·연변(軟便)에 시달려 오던 중, 병원에서는 위와 같이 진단을 내렸다고 합니다. 그 후, 병세의 호전이 없자 나를 찾아왔습니다.

위(胃) 효소와 장(腸) 효소를 다 같이 2배로 늘려서 투여하고, 과일과 날야채 위주의 반(半)단식을 시행했더니, 3주 후에 이 모든 증상이 소실되면서 굵은 대변을 하루에 3회나 보는 등 전신 상태가 호전되었습니다. 그 후 2~3개월마다 진찰에서도 몸 상태는 역시 정상이었으며, 높았던 아밀라아제치(値) 역시 정상이었습니다.

7. 기관지 천식

일반적으로 천식은 기관(氣管)과 폐의 병이라고 보고 있습니다. 현상만 보아서는 확실히 그렇지만 사실은 장의 오염이 그 근원입니다.

천식이나 아토피·비염 등의 알레르기 질병은 설탕이나 고(高)단백식(食)으로 인한 장 질병(腸疾病)에다가, 단백질의 미분해(未分解) 상태 2)가 그대로 흡수되면 혈액 속의 이것은 면역계로부터 이물질시(異物質視)되어 식세포의 공격을 받음으로써 항원 항체반응이 일어나면서 알레르기 반응이 나타나게 됩니다.

그렇다면 어떠한 차이에 따라서 이 세 종류의 알레르기로 나뉘어지는 것일까?

이것은 추찰(推察)에 불과합니다마는, 대장 내의 숙변(宿便)이 어느 부분에 붙느냐에 따라서 다른 듯합니다. 천식은 상행결장(上行結腸)과 하행결장(下行結腸)에 붙어 있는 숙변 때문이라는 것은 미국의 일부 학자들도 지적하고 있는 터입니다.

---

2) 아미노산이 100 이상 결합한 폴리펩티트 상태.

요컨대, 이 질병은 장과 깊은 관계가 있는데, 거꾸로 말한다면 대장 속의 숙변을 깨끗이 배설하고 장내의 부패를 막는다면 놀랍게 좋아지는 것이 바로 **천식**입니다.

다만, 스테로이드를 장기간에 걸쳐서 써 온 환자는 위의 방법으로서도 오랜 시일이 경과해야 호전됩니다.

【증례 ⑫】 기관지 천식(남성, 59세)

이 환자는 25세에 기관지 천식이 나타나서 30여 년간을 고생해 왔다는 것입니다. 발작이 날 때마다 스테로이드를 쓰지 않고 기관지 확장제의 스프레이와 액제(液劑)로 억제해 왔다고 합니다.

3년 전에 나에게 와서 반(半)단식 위주의 식양생과 위와 장 및 면역 기능 강화의 효소 건강식품을 다소 많이 투여했습니다. 3개월이 지나자 환자는 "이제, 다 나은 것 같습니다!"라고 말하는 것이었습니다. 이 환자는 반(半)단식 시행 후 얼마 있자 이 세상에 그럴 수가 있을까 싶은 대량의 숙변을 쏟아 냈던 것입니다. 대량 배설 후, 천식이 전혀 나타나지 않자 그는 자신 있게 이렇게 말했던 것입니다.

30년이나 지속된 완고한 천식을 대량의 숙변 제거와 동시에 씻은 듯이 치유되었는데, 그 후 오늘에 이르는 3년 동안 단 한 번의 발작이 없었습니다.

【증례 ⑬】 기관지 천식, 폐기종(氣腫)(여성, 62세)

38세부터 천식이 나타났는데, 그것은 생업인 미용원의 파마 원액이 원인인가 싶어서 그의 종류를 바꿔 보기도 했지만 천식은 악화되기만 해서 20여 년간이나 발작에 시달려 왔다는 것입니다. 별 도리가 없었으므로 최근 수년간은 기관지 확장제에다가 스테로이드를 병용해 왔다는 것입니다.

나에게 온 후로, 나는 아래의 처방을 내렸습니다.

① 반(半)단식에 의한 식양생법
② 효소 건강식품과 면역 기능 강화식품의 섭취
③ 발작이 일어나면 효소 건강식품을 과외로 더 섭취할 것
④ 1주일에 한 번은 나의 독자적 물리요법 (원적외선 기기 + 침·뜸)을 받을 것

왜냐하면, 스테로이드를 복용해 온 탓에 나의 처방으로도 그 효과가 당장 나타나지 않을 것이라고 보았기 때문이었습니다. 반(半)단식을 시작하자 환자의 자의(自意)로 스테로이드를 중단하고 기관지 확장제도 쓰지 않았습니다.

이러한 단호한 조치 탓이었을까, 경과가 매우 좋았습니다. 만약 발작이 일어나면 효소 건강식품을 섭취하고 나에게 달려오라고 지시하였습니다. 그런데 물리요법을 시행하면 천식 발작은 거짓말처럼 없어집니다.

숙변을 배설한 지 3~4개월 후부터는 어쩌다가 일어나던 발작

도 완전히 나타나지 않았습니다. 그런데 알레르기성 비염은 효소 제제의 섭취만으로도 거의 치유됩니다. 또한, 아토피성 피부염은 반(半)단식법으로 체내 독소를 배출해야 합니다. 이 치료법을 참고 견뎌 내는 사람만이 완치됩니다.

8. 당뇨병

당뇨병 역시 효소 부족과 장내 부패로 인해서 생겨나는 전형적 질병입니다. 이 경우에도 과일을 식사로서 충분히 섭취해야 합니다. 과일에는 과당(果糖)이 많아서 칼로리가 높으니, 당뇨병 환자는 과일을 먹지 말라고 강요하는 사람이 없지 않은데, 이것은 당치도 않은 일입니다.

과당은 그 대사경로가 설탕과는 전혀 달라서 인슐린과는 관계가 전혀 없습니다. 미국의 대사학(代謝學) 전문가인 마크스 박사는 아래와 같이 단언합니다.

"과당과 당뇨병과는 아무 관계가 없다. 왜냐하면, 과당은 인슐린을 조금도 동원하지 않기 때문이다."

가령 당뇨병 환자가 잘못되어 의식이 몽롱해져서 병원에 실려 오면, 거의 대부분의 의사는 우선 '프룩토오스'를 점적한 후에, 무슨 조치를 취할 것인가를 생각합니다. 이것은 '프룩토오스'로는 혈당치가 전혀 올라가지 않는다는 사실을 알고 있기 때문인데, '프룩토오스' 야말로 사실은 '과당' 입니다. 즉, 프룩토오스의 점적은 과당에 미네랄을 첨가한 것입니다.

또한, 사실은 과일의 칼로리는 아주 낮습니다. 쿠키 100g은 492kcal 인데, 멜론 100g은 겨우 43kcal에 불과합니다. 단맛이 최고인 멜론인데도 이렇게 칼로리가 낮다는 것은 정말 이상한 일입니다. 이것이 바로 **과일의 매력**입니다.

결국 아침 식사는 과일만으로 취하고(나는 매실 한 개를 첨가해 먹습니다.), 점심은 날야채와 과일 한 종류, 저녁은 날야채에다가 토란 넣은 미역국이라는 식단으로 1주일을 계속합니다. 그 후에 적당히 꾸민 식단으로 반(半)단식을 실행한다면 당뇨병은 호전되어 가는데, 이것은 의사의 똑똑한 지도에 환자가 따른다면 완치도 가능합니다.

【증례 ⑭】당뇨병, 가벼운 만성 신장애(남성, 65세)

병원에서 30년간이나 혈당강하제를 복용했어도 혈당치가 항상 200 이상이므로 나에게 온 환자입니다.

이 환자에게도 반(半)단식요법과 효소 건강식품의 섭취로 3개월 후에는 헤모글로빈 A1C가 5.2%의 정상 범위에 들어섰고, 식전혈당(FBS)은 80mg/dl로 호전되었습니다. 물론, 화학약제인 혈당강하제는 중단하고 말입니다.

이 후로도, 환자 스스로 식사를 주의하고 있어서 모든 데이터 및 몸의 컨디션이 아주 좋습니다. 이 환자는 혈뇨(血尿)까지 있었는데, 이것도 사라졌으며 신장 기능은 크레아티닌 1.4에서 0.9로 정상화되었습니다.

9. 류마티스, 교원병(膠原病)

일반적으로 이들 질병은 원인 불명의 '자기 면역 질병'이라고 합니다마는, 1990년 아이치〔愛知〕의과대학의 아오키 시게히사 교수는 장내의 대장균 O-14주(株)와 웰슈균의 항원 항체 반응이 그 원인이라고 발표한 바 있습니다. 이것은 쥐의 실험으로 밝혀졌는데, 대장균 O-14주와 웰슈균을 도킹시켜서 알레르기를 일으키게 하면, 60%의 쥐가 류마티스에 걸리더라는 것이었습니다.

결국 이것 역시 장내의 부패가 그 원인이라는 것입니다. 이 질병의 치료 포인트는,

① 반(半)단식법
② 효소 건강식품 + 면역 기능 강화 건강식품의 투여
③ 물리요법

이상의 세 가지입니다. 이러한 치료로 장내의 유해균이 격감함으로써 류마티스의 근원을 단절시키는 방법만이 근치(根治) 요법입니다.

나는 이상의 방법으로써 많은 환자를 완치하고 있습니다.

【증례 ⑮】류마티스(여성, 67세)

이 환자는 류마티스 병력 20년 이상이었는데, 3년 전부터 스테로이드를 써 온 결과, 그의 부작용이 위(胃)에 나타나더라는 것이었습니다. 통증이 가라앉지 않고, 류마티스도 낫지 않을 뿐더러 부어오르기만 해서 나에게 왔습니다.

나는 즉시 나의 세 가지 방법으로 치료에 전념했습니다. 그랬더니 부기는 깨끗이 가라앉고 통증 역시 크게 완화되었습니다. 6개월이 지나자 거의 정상화되었는데, 환자는 꿈만 같다고 반기는 것이었습니다. 스테로이드를 서서히 감량해 오다가 반 년 후에는 중단했는데도 금단 증상(禁斷症狀) 없이 정상화되었습니다.

10. C형 만성 간염

만성 간염같이 잘못된 치료로 인해서 시달리고 있는 질병은 없다고 나는 생각합니다.

나는 한때 어느 의과대학의 '간 치료팀'에 속해 있었는데 그곳에서 시행하고 있는 식이요법으로 간염이 호전된 예를 본 적이 없었다는 사실과, 다른 병원에서 잘못된 식사지도로 비참한 상태에 빠진 환자가 나의 진료소로 몰려온 엄청난 인원의 환자를 겪은 탓입니다.

'잘못된 식이요법'이란 무엇이겠습니까? 서양의료의 간염에 대한 식이요법이란, 오로지 '고(高)단백식(食)의 섭취'인데 이것이 결정적 잘못입니다.

'왜 간염에는 고단백식(食)이 잘못'이냐 하면, 그렇지 않아도 혈액에 암모니아가 증가하는 것이 간염 환자인데, 여기에 다시 고단백식을 일상화시킨다면, 질소 잔류물이 장내에서 대량 증가함으로써 혈액이 오염되어 걸쭉하게 진해지면서 간염은 더욱 악화하기 때문입니다.

고단백식이란 고기 · 생선 · 두부 · 청국장 요리 등인데, 두부 · 청국장은 괜찮다 하더라도, 고기 · 생선 · 달걀을 매일 먹는다면, 간염은 악화 일로를 달리다가 어느 날 간경화를 거쳐서 틀림없이 간암이 됩니다.

그렇지 않아도 간염 환자의 장내는 크게 오염되어 있는 터이므로, 두부 · 청국장도 멀리하면서 반(半)단식법으로 장내를 깨끗이 정화시킨 후에, 비로소 영양을 섭취하지 않으면 호전될 수가 없습니다.

즉, '장내 청소' 없이 다짜고짜로 고단백식을 권장한다면 간염은 더욱 빨리 악화되어 갈 뿐입니다.

만약, 단백질계(系)의 식사를 취한다면 아미노산밖에 없습니다. 아미노산 그 자체를 섭취한다면 생체에 유익하게 작용할 것입니다. 그런데 문제는 아미노산과 단백질의 '중간물질'입니다. 단백질이란, 몇만 · 몇십만의 아미노산이 결합된 것입니다. 중간

물질이란 **질소 잔류물**인데, 이것이 혈액을 오염시키는 원흉임을 이미 설명한 바 있습니다. 대분자(大分子)의 단백질 섭취는 결국, 이 질소 잔류물이라는 맹독을 대량 생산하는 결과가 되므로 간염 환자는 더욱 조심해야 합니다.

아미노산, 또는 아미노산에 가까운 물질로 분해된 먹거리에는 아래와 같은 것이 있습니다.

① 아미노산 그 자체가 포함된 먹거리 … 과일 · 흑식초 · 식초
② 아미노산 가까이의 물질로 단백질이 분해되어 있는 먹거리
   … 모든 발효식품

이러한 먹거리를 섭취하는 것이 효과적이라는 이유는 매우 양질의 아미노산을 섭취할 수 있으며 그것이 생체에 유익하게 작용하기 때문입니다.

다만, 간염 환자 및 기타의 난치병 환자의 경우에는 역시 아미노산으로 소화하기 위해서는 효소 제제의 도움이 필요합니다. 비록, 잘 분해된 단백질이라 하더라도 이것마저 소화불량으로 아미노산화(酸化)가 안 되어서 독물화(毒物化)될 수가 있기 때문입니다.

거듭 말합니다마는, '질소 잔류물' 이란 인돌 · 스테롤 · 메틸 · 카프탄 · 아민 · 암모니아 · 페놀 · 유화수소 · 히스타민 등입니다.

과일이나 흑식초가 생체에 좋은 이유의 하나는 아미노산 그 자체가 대량 포함되어 있기 때문입니다.

그런데, 어째서 일본에서는 단백질을 간염 환자에게 권장하는

지도법이 성행하고 있는 것일까?[3]

아마, 이러한 이유에서인 듯합니다.

오래전 미국에서는 알코올 의존증 환자에게 단백질을 대량 섭취시켰더니 호전되었는데, 이것이 간염에 좋다는 것은 아니었지만 언제부터인가 일본에서는 "간 장해에는 단백질을…"이라고 잘못 인식되어 온 것 같습니다.

30년 전에 비해서 작금의 영양학은 대단한 발전을 이루고 있습니다. 미국에서는 이제, "간염에는 단백질을…"이라는 치료법은 과거의 유물이 되었습니다. 감기로 집 근처의 의사에게 가도 미국 의사는 "영양을 충분히 섭취하시오."라고는 안 합니다. 건강 기능 식품인 양질의 비타민과 미네랄을 권하고 과일 및 날야채를 많이 먹으라고 지도하는 것이 보통입니다. 만약, 고농도의 영양물을 섭취한다면 생체 내의 효소는 그것을 처리코자 바삐 움직이는 통에 대사 작업에 지장이 초래되면서 병세는 악화합니다. 감기나 간염이나 마찬가지입니다.

오늘의 일반적 일본 의사들은 미국 의사들에 비교해서 아주 뒤져 있습니다. 더욱 정신을 차려서 최신 영양학을 공부하지 않는다면 환자가 줄기는커녕, 틀림없이 더 증가해 갈 것입니다.

간염의 치료법 역시 아래의 세 가지 방법의 끈질긴 실천입니다.

---

[3] 한국 역시 똑같음.

① 영양요법인 반(半)단식법
② 효소제제 및 버섯류제제의 최량의 건강식품
③ 원적외선기기 활용에 의한 물리요법

【증례 ⑯】 C형 간염, 간경화, 식도 정맥류[瘤], 고혈압(여성, 62세)

이 환자는 항상 혈압이 보통 180~200/100 전후로 높은 데다가 3년 전의 C형 간염이 최근에 이르러서 간경화 및 식도 정맥류〔瘤〕로 진전했습니다. 정맥류는 언제 파열할지 모른다고 담당의사가 선언하더랍니다.

한편, 몸은 늘 무거운 데다가 두통 · 어깨 결림 · 요통 · 등바름 증세로 괴로움이 이만저만이 아니었는데, 깊은 잠을 잘 수 없을 뿐만 아니라, 아침에는 잠자리에서 일어나기가 지겨웠다고 합니다.

이 환자에게는 우선 반(半)단식법을 가르쳐서 계속 실천케 하는 한편, 건강식품으로는 효소 제제(製劑) · 버섯 제제 및 마그네슘 제제 등을 투여했습니다. 여기에다가 침 · 원적외선 치료 등을 시술(施術)해 나갔더니, 1개월 후에는 뚜렷한 효과가 나타났습니다.

우선 깊은 단잠에 빠져들었고, 어깨 · 등의 발음 증세가 사라지면서 그렇게 괴롭던 두통 역시 해소되었고, 혈압은 자연히 150~80으로 내렸습니다.

간 기능은 간경화로 인해서 당장 좋아지지는 않았으나, 그 내용은 크게 개선되었습니다. 이렇게 양생(養生)에 충실한 환자는 반 년이 경과하자 놀랍게 활기에 넘쳐 있었으며 간경화치(値)[4] 역시 개선되어 혈압은 130~70으로 정착되었습니다. 하루 종일 움직여도 피로를 느끼지 않고 매일을 경쾌하게 보내는 정상인이 되었습니다.

꽤 악화되었던 간경화증이었는데도 경화증 자체가 조금씩이나마 호전되어 가고 있다는 사실은 정말 놀라운 일이었습니다.

【증례 ⑰】 C형 간염 (남성, 59세)

만성 간염이 간경화로 발전할 듯하다 해서 나에게로 왔습니다. [증례 ⑯]과 같은 치료법을 실시했습니다.

4,000대였던 간 기능 수치(GOT, GPT)가 40대로 강하되었을 뿐만 아니라, 이 환자의 놀라운 특징은 10,000대의 간염 바이러스가 100으로까지 저하한 사실입니다.

이 치료법을 쓰면 바이러스까지 놀라울 정도로 감소합니다. 해악을 끼치는 병원(病源) 바이러스 역시 장의 영향을 크게 받는다는 증거입니다.

---

4) 코린에스텔라제 및 총(總)콜레스테롤.

11. 입덧, 난산(難産)

임신이 되면 가장 신경이 쓰이는 일은 입덧과 난산입니다. 임신 중의 입덧에 시달리지 않고 안산(安産)하는 법이 없을까?

그 방법은 이러합니다.

임신 이전부터, 또는 임신 중이라도 하루의 세 끼 식사를 효소가 듬뿍 들어 있는 먹거리(과일·날야채)를 섭취하는 일과 자연의 효소 건강식품을 섭취하는 일이 바로 그 해결책입니다.

이 두 가지 방법을 지도받은 임부(妊婦)로부터 얼마나 감사의 인사를 받았는지 모릅니다.

【증례 ⑱】 입덧, 난산(여성, 36세)

이 분은 임신 중에 무서운 입덧이 계속되었고, 출산 역시 대단한 괴로움을 겪었다는 것입니다.

아기 하나를 더 낳고 싶다면서 첫아이 때와 같은 고생을 면할 길을 찾고자 나에게 왔습니다.

나의 지시에 따라서 임신 1년 전부터 효소를 많이 포함한 먹거리를 듬뿍 섭취하는 한편, 효소 건강식품도 섭취하는 등 체질을 개선하고 나서 임신했습니다.

임신 중에도 꼭같은 식생활을 계속했더니 입덧이 전혀 없었습니다. 출산 역시 큰 통증 없이 단시간 내에 자연스럽게 분만하였습니다.

  이 분은 그 후 거듭거듭 감사의 인사를 보내오곤 합니다.

제11장

수명 연장 20년

-쓰루미 진료소의 건강지도법-

1. 효소영양학에 따르는 '질병 구조'

질병이 가볍건, 중증이건 또는 난치병이건, 한마디로 말해서 **"모든 질병은 대사효소(代謝酵素)가 부족한 탓에 생긴다."**는 것이 효소영양학의 기본입니다.

사실, 질병은 대사가 원만치 않으면 발증(發症)합니다. 이것은 곧 대사효소의 부족이 근원인데, 왜 대사효소의 부족현상이 생기느냐 하면, 소화불량에 따르는 '소화효소의 부족'이 그 발단입니다. 소화효소가 부족할 정도의 소화불량이 생기면 대사효소는 대사활동을 일단 중단하고 소화활동에 동원됩니다. 즉, 소화효소의 보충 역할을 합니다.

이때, 대사가 시원치 않게 됨으로써 질병이 나타납니다. 따라서 그 근원을 더듬어 올라간다면, **'소화불량에 의한 소화효소의 과잉소모'**가 질병의 원흉으로 작용합니다.

소화가 시원치 않다는 것은 여러 가지 '잘못된 식사나 식생활'이 근본 원인입니다. 잘못된 식사 또는 식생활이 지속된다면, 결국 대사활동이 소홀해지면서 대사가 가장 소홀해진 부위에 병이 나타납니다.

그렇다면, 소화효소에 대사효소가 첨가된 상태에서 소화가 진행된다면 원만해지느냐 하면, 반드시 그렇다고는 할 수 없습니다. 소화불량이라는 현상은 '소화효소 + 대사효소'의 협동으로서도 커버가 안 되는 나쁜 현상입니다. 이미 설명했듯이, **인간의 모든 생명 현상 중에서 가장 에너지를 많이 소비하는 행위가 곧 소화**입니다. 소화불량의 결과, 장내에서는 부패와 이상발효를 피할 길이 없습니다. 장내에 부패균이 극성을 부리게 되면 혈액이 오염되어 끈끈해집니다. 끈끈해진 혈액을 어떻게든 원상으로 복귀시키려고 노력하는 것이 다름 아닌 대사효소입니다.

그러므로 혈액의 심한 오염으로 말미암은 혈액의 끈끈함은 대사효소의 끈질긴 힘으로서도 어쩔 수 없는 상황이 대부분입니다. 이렇게 혈액을 끈끈하게 하는 장내의 질소 잔류물[1]이 머물 줄 모르고 혈액 속으로 침입하기 때문입니다.

더구나 곤란한 일은 그렇지 않아도 대사효소의 힘으로는 따라잡을 수 없는 처지로 소화활동에 대사효소가 동원됨으로써 효소가 감량(減量)된다는 사실입니다. 이 때문에 혈액은 더욱 오염되면서 온몸을 침식해 갑니다.

이미 설명했듯이 사람의 몸에 존재하는 효소는 일생에 일정량밖에 없습니다. 이러한 효소를 잠재효소(潛在酵素)라고 하는데, 잠재효소에는 대사작용으로 충당될 대사효소와 소화용에 쓰일 소화효소가 있습니다.

효소의 분량이 일생에 일정(一定)하다는 사실은 이것을 자동차에 비유한다면, 축전지의 역할과 비슷합니다. 축전지의 전기가

---

[1] 아민, 페놀, 인돌, 맬카프탄, 히스타민 등.

소진되면 자동차는 움직일 수가 없습니다. 사람으로 친다면 '죽음'과 같습니다. 축전지 아닌 잠재효소가 급격히 감소되면 질병이 생깁니다. 따라서 축전지의 용량을 잘 보존하는 일이 건강 유지의 절대 조건입니다.

효소 보존의 필수 불가결한 일이 곧 '생식의 장려' 및 '효소 건강식품의 섭취'인데, 이 두 가지를 잘 지켜가면서 효소의 낭비를 피한다면 병 없이 장수할 수 있습니다.

앞에서 이미 설명했듯이 **효소영양학에서 보는 질병의 발증 과정**은 아래와 같습니다.

**나쁜 식사 또는 식생활 → 소화효소의 혹사 → 소화불량
→ 대사효소의 혹사 → 잠재효소의 격감 → 질병 발생**

거듭 밝힙니다.
질병의 근원은 '잘못되고 부적합한 식사'에 있습니다.

2. 당장 개선해야 할 '9종의 나쁜 식사 습관'

나의 '쓰루미 클리닉'에서는 소화불량을 가져오는 '나쁜 식사' 및 '나쁜 식생활'에 관해서 아래와 같은 설명으로써 그 나쁜 습관을 시정시키고 있습니다.

(1) 가열식(加熱食)뿐만 아니라 '생식' 거리가 극히 적고 또한 가열된 먹거리가 많은 식사, 또는 효소가 없거나 효소가 부족한 식사를 취하지 말 것

열을 가해서 조리를 한다면, 그 먹거리 속에 있는 효소는 죽습니다. 따라서, 가열식 음식은 효소가 없는 먹거리로 전락하므로 이런 것을 먹는다면 체내의 효소가 소화에 동원될 수밖에 없습니다.

위(胃)의 상부인 위저(胃底)는 원래 생것을 예비 소화시키는 역할을 하는 부분입니다. 생식이 매일 필요한 이유가 여기에 있습니다. 따라서, 날먹거리의 섭취가 부족하거나 전혀 섭취치 않는다면 체내의 잠재효소가 혹사됨으로써(마치 자동차의 축전지를 낭비하는 것과 같은 사태) 효소는 급속히 감소되어 병이 생깁니다.

다만, 건강인은 생식을 많이 섭취한 후에 가열식 음식을 먹는다면 이렇다 할 문제가 생기지 않습니다.

(2) 야식(밤참) 습관과 먹고는 곧 잠자는 습관을 버리자

오후 8시~오전 4시까지는 흡수한 영양을 동화(同化)시키는 시간이지 먹거리를 섭취할 시간대는 아닙니다. 이 시간대에 식사를 하게 되면, 효소의 소모가 심해지면서 병에 걸리기 쉽습니다. 먹자마자 잠자는 것 역시 나쁩니다. "숟갈을 놓자마자 잠자리에

들면 소가 된다."고 하는 어른들의 말씀은 이 습관에 대한 경계가 담겨 있습니다.

사람은 밤에 잠들면 소화효소도 휴식을 취하지만, 거꾸로 대사효소는 활동합니다. 이와 반대로 아침·점심에는 소화효소가 활동합니다.

먹자마자 자게 되면, 수면 중에는 작동하지 않아도 될 소화효소가 작동하게 됩니다. 그 작동 효과는 약하면서 또한 효소의 소비량이 크므로 모든 질병의 원인이 됩니다.

(3) 과식의 나쁜 습관을 고치자

과식했을 경우에 소화효소의 소비량은 엄청납니다. 일생에 일정량만을 보유하고 있는 체내의 잠재효소가 무섭게 소비됨으로써 조만간에 병이 생기게 됩니다.

비만자가 장수하지 못하는 이유는 체내 효소의 고갈이 일찍 오기 때문입니다. 특히, 대사효소는 왕성한 활동으로도 처리하지 못할 작업량으로 인해서 급속히 감량되므로, 비만자의 수명은 자연히 짧아질 수밖에 없습니다.

(4) 조반을 듬뿍 먹는 습관, 또는 조반으로 고형식(固形食)을 먹는 습관을 고치자

원래 일본인은 조반을 중히 여겨 오지 않았는데, 1965년경부터 아마 학교 관계 기관에서였던 것 같은데, "조반을 든든히 먹으라."는 구호와 더불어 대대적 운동을 전개함으로써 이 개념이 일본 전국에 퍼졌고, 이에 따라서 "조반을 든든히 먹어야 한다."라는 풍조가 고정되었는데, 사실은 일본의 긴 역사에 비추어 보면 이것은 최근 30여 년 이래의 일에 불과합니다.

장구한 옛날부터 일본인은 조반 없는 1일 2식이었으며, 조반 대신 가벼운 요기(療飢)로 지내 왔습니다. 이러한 일본인의 식습관을 크게 변혁시킨 것이 바로 "조반을 든든히 먹으라."는 구호였습니다.

이 결과, 무엇이 생겼느냐는 일목요연합니다. 암을 비롯한 각종 난치병의 급증이었습니다.

사람의 건강상 조반을 안 먹거나 가벼운 요기 정도가 최상의 방법입니다. 이 이유와 근거를 '24시간 주기(週期)의 생체 리듬'으로 명시 하겠습니다.

【24시간 주기의 생체 리듬】

① 오전 4시~정오까지 … 배설 시간대 → 배설

② 정오~오후 8시까지 … 영양 섭취 시간대 → 섭취와 소화

③ 오후 8시~오전 4시까지 … 동화 시간대 → 흡수와 이용
  (흡수된 영양이 체내의 세포가 되는 시간대)

24시간을 사람의 생리면에서 보아 3구분한 이 견해는 미국에

서 널리 알려져 있는 '내추럴 하이진'[2)]이라는 '자연법칙에 따른 생명과학의 이론'의 기본 사고(思考)입니다. 오전 4시경부터 정오까지는 인간 생체의 배설 시간이라는 것입니다.

사람은 새벽 4시경~6시경까지는 잠자리에 누워 있으면서 알게 모르게 땀이 솟아납니다. 경우에 따라서는 잠옷이 눅눅해지기도 합니다. 잠자리에서 일어나면 우선 화장실에 가서 오줌을 눕니다. 그 후에 얼마 있다가 뒤를 보게 됩니다.

즉, 아침결은 땀·오줌·대변의 3대 배설을 행하는 시간이라는 것입니다. 눈을 뜨기 전에는 배한(背汗)이라는 배설을, 눈을 뜬 후에는 배뇨(排尿)·배변(排便)을 하는 행위는 극히 자연스러운 일입니다. 이 세 종류의 배설 행위로 체내에 축적했던 피로 물질 및 독소노폐물을 밖으로 내보냄으로써 몸을 정화시킵니다.

이 배설 시간대에는 무엇을 먹어야 하느냐 하는 문제가 생깁니다. 아침에는 독소배설 시간대여서, 모든 장기는 잠에서 깨어나려는 상태이며 또한, 효소활동 역시 활발치 않습니다.

오후 11시에 잠에 들어서 다음 날 아침 7시에 기상한다고 친다면, 소화효소 역시 이 동안에 쉬고 있지만, 대사효소는 활동하고 있습니다. 아침결의 인체는 이러한 상태에 있으므로 많은 분량의 식사나 소화가 어려운 먹거리는 절대로 피하여야 합니다.

---

2) '내추럴 하이진' 이론에 따른 식생활에 관한 해설서를 안내합니다.
　마쓰다 마미코 저/ 남원우 역 :『아이에게 무엇을 먹일 것인가』배문사.
　마쓰다 마미코 저/ 남원우 역 :『상식을 뒤엎는 초건강 혁명』지성문화사.

브렉 퍼스트(breakfast)라는 말을 우리는 '조반'이라고 알고 있지만, 이것은 원래 종교 용어입니다. 퍼스트(fast)란 '단식'인데, 단식을 깨는 일[break]이 조반이라는 것입니다.

　전날 저녁 식사가 오후 7시였다면, 12시간 동안의 '미니 단식'을 깨는 식사가 곧 조반이므로, 단식 후의 대량 식사라든가, 소화시키기 힘든 먹거리여서는 좋을 리가 없습니다.

　소화가 나쁜 먹거리를 조반으로 든다면, 대량의 소화효소가 필사적으로 소화(消化) 작업에 동원됩니다. 이렇게 되면 온몸의 대사활동이 소홀해지면서 그 부담이 모든 장기(臟器)에 파급됩니다. 그렇지 않아도 각 장기는 기를 쓰고 작동하고 있는 터에, 과외의 부담이 지워지게 되면, 이 부담은 곧 질병 유발의 원인으로 작용합니다.

　아침 식사에 가장 석힙힌 먹거리는 각종 과일밖에 없습니다.

　과일의 특징은 70~90%나 되는 수분에 있습니다. 거기에다가 이 수분은 아주 풍부한 미네랄과 비타민을 포함하고 있으며, 살아 있는 효소가 넘쳐 있으며, 최고의 항산화 물질인 파이트 케미컬이 대량으로 있습니다. 또한, 소량이기는 하지만 매우 양질의 지방까지 있으며, 단백질이 잘 분해된 아미노산이 풍부합니다.

　이것만이 아닙니다. 각종 과일에는 과당과 포도당이 대량 있는데, 그것들은 매우 저칼로리입니다.[3] 과일에는 당뇨병을 전혀 유

---

3) 멜론 100g은 겨우 43kccal, 단감은 56kccal입니다. 이에 비해서 쿠키 100g은 492kccal, 포테이토 칩스 100g은 516kccal입니다.

발시키지 않는 과당이 넘쳐 있습니다. 과당은 프룩토키나아제 효소가 작용함으로써 인슐린의 분비가 필요 없으니 당뇨병과는 아무 관계가 없습니다.

(5) 고기 · 생선 · 달걀 · 우유를 피하라

이것들을 절대 먹지 말라는 것은 아니지만, 이러한 고단백질 · 고지방의 먹거리는 소화하기가 매우 힘들므로 소화효소 · 소화액의 지나친 낭비를 면하지 못합니다.

이것들에는 식이섬유가 전혀 없다는 최대 결점이 있습니다. 만약, 이러한 먹거리를 꼭 먹고 싶다면 2~3일에 한 번으로 국한하든가, 매일 먹지 않으면 직성이 안 풀린다는 사람은 저녁 식사에만 소량을 섭취하는데 반드시 그 두 배의 날야채를 먹는 것이 절대 필요하며 나아가서는 양질의 효소 건강식품을 섭취하십시오. 고기 · 생선 · 달걀 · 우유에서 그나마 소화에 좋은 것은 회나 양질의 생육(生肉)인데, 이런 것일지라도 과식해서는 안 됩니다.

【우유가 건강에 나쁜 진짜 이유는…】

우유는 사람에게 과히 좋은 음료가 아닙니다. 하버드대학에서 2000년에 발표한 보고서는 우유 애호가에게 큰 충격이었을 것입니다.

그 내용은 이러합니다.

우유 애용 여성 78,000명에게 12년간 우유를 마시도록 부탁하고 그들을 추적조사했더니, 이들 모든 여성의 골다공증이 더 진행하더라는 내용이었습니다.

우유에는 칼슘을 뼈에 운반하는 '용달용(用達用) 미네랄', 특히 마그네슘이 꽤 결핍해 있는 탓에 이러한 현상이 일어납니다. 우유에는 칼슘만이 많고 여타의 미네랄이 그리 많지 않으므로 이 칼슘은 뼈가 되지 않을 뿐 아니라, 혈액 속에서 떠돌면서 생체 도처에서 아래와 같은 해악을 끼칩니다.

신석(腎石)·담석 등의 결석, 동맥경화, 요통, 배근통(背筋痛), 슬통(膝痛), 좌골신경통, 고혈압, 근육의 쥐, 협심증, 부정맥, 암 등의 원흉으로 작용합니다.

이러한 증상은 칼슘과 마그네슘의 불균형에서 옵니다. **칼슘이 나쁜 것이 아니라, 다른 미네랄과의 불균형이 문제**입니다.

우유에는 칼슘이 너무 많으므로 다른 미네랄과의 균형이 매우 나쁜 음료입니다. 그것은 인간이 아니라 갓 태어난 송아지에게는 최고의 균형입니다.

그런데 이상한 것은 송아지가 1.5세가 지나서 다 크게 되면 젖을 전혀 먹지 않습니다. 우유의 구성 영양이 어른이 된 소에게는 맞지 않는다는 사실을 본능적으로 알기 때문일 것입니다.

다 큰 소가 마시지 않는 우유를 어째서 인간이 마셔야 하는지, 생각할수록 알 수 없는 일입니다.

또한, 다른 면에서 우유에 관해서 문제시한 보고도 많습니다.

스웨덴 룬드대학의 부속 마르메대학병원 코렛코 박사는, "유아(乳兒)는 최저 생후 1년간은 모유 또는 특병 조정유(調定乳, = 유아용 밀크)로 키워야 하며, 시판하고 있는 우유라든가 유제품을 먹인다면 건강이 손해된다."라고 보고한 바 있습니다.

나아가서, 코렛코 박사는 **"우유나 유제품은 유아의 귀중한 먹거리인 과일이라든가 알곡류의 가치를 망친다."**고까지 단언하였는데, 그 이유는 아래와 같습니다.

① 우유에는 철분의 함유량이 적으므로 해조(海藻)·콩류 등의 비(非)헴철의 흡수를 방해하므로 혈변(血便)이 생길 위험성이 있다.

② 우유에는 동물성 지방이 많은 탓에 젖먹이의 신장(腎臟)이나 대사에 부담을 주고, 또한 인슐린 분비를 촉진시킨다. 우유를 마시는 젖먹이는 비만아가 될 가능성이 높으며, 이와 반대로 우유를 안 마시는 젖먹이는 그 가능성이 낮다.

고기·생선·달걀·우유의 최대 특징은 수준 높은 고단백·고지방에 있습니다. 인간은 원래, 이 정도의 고단백·고지방의 먹거리를 분해할 소화효소[4]가 그렇게 많지 않습니다.

아마, 이러한 먹거리를 인류 시초부터 먹지 않고 온 기간이 길었던 탓이라고 생각됩니다. 그런 데다가 인간이 이러한 먹거리를 비록 조금씩이나마 먹는다면, 반드시 소화불량을 일으키게 됩니

---

4) 프로테아제, 리파제 등의 효소.

다. 그 결과, 잠혈변(潛血便)·똥끝이 끊어지지 않는 변·악취변·설사·복부 팽만·트림 등의 증상이 나타납니다. 또한, 혈액은 반드시 '적혈구 연전형성(連錢形成)'이라든가 '아캔소사이트'가 나타납니다. 이것들은 모든 질병의 원인으로 작용합니다.

이와 같은 현상이 나타나는 이유는 단백질이 아미노산으로까지 깨끗이 분해되지 않은 탓에 질소 잔류물이 체내에 남기 때문입니다. 사람은 고단백질을 섭취하면 소화효소가 따라갈 수 없을 정도의 소화불량이 반드시 일어납니다.

100개 이상의 아미노산이 연결돼 있는 물질을 폴리펩티드라고 하는데, 소화되지 못한 이러한 상태로 소화 정지된 단백질이 장에서 흡수되면 알레르기 증상이 나타납니다.

결국, 고단백 먹거리란 모든 질병의 근원이라고 할 수 있습니다. 바꾸어 말한다면, 소화효소를 낭비시키는 인자(因子)는 바로 고단백식(食)입니다.

양질의 단백질을 섭취하려면, 아미노산으로까지 분해돼 있는 것을 권합니다. 또한, 단백질과 동시에 단백질 분해효소 제제(製劑)를 섭취할 필요가 있습니다.

【우유에 대체되는 단백원(源)】

단백질을 슬기롭게 섭취하려면 어떻게 해야 할까요? 이에 대한 해답은 다음과 같습니다.

① 절대로 과식해서는 안 된다.

② 아미노산에 가까운 단백질이라든가, 아미노산으로까지 잘 분해된 단백질을 먹는다.

여기의 '아미노산으로까지 잘 분해된 먹거리'란 과일과 흑식초(黑食醋)입니다. 또한, '아미노산에 가깝게까지 분해된 먹거리'는 된장·간장·청국장·두부 등 그 종류가 많습니다.

(6) 설탕이나, 설탕이 들어 있는 모든 과자류 및 스낵 과자·초코릿 등을 피할 것

서당(庶糖)은 포도당과 과당이 결합된 2단당(二單糖)입니다. 이 결합은 매우 강해서 효소나 위산(염소)으로도 분리가 안 됩니다. 위 속에 들어가서 여섯 시간이나 머물고 있었다는 학술보고가 있을 정도입니다.

그러므로 소화에 쓰이는 탄수화물 분해효소(펩신이나 아미라제 등)의 소비량은 막대합니다. 그 외에 이것을 가미한 과자류에는 반드시 유해균이라든가 진균(眞菌)이 이것을 먹이로 해서 번식하므로 그것은 반드시 장내 부패를 일으킵니다.

(7) 씨앗(콩류)을 날것으로 먹지 말 것

현미, 대두, 팥, 완두콩류의 콩은 절대로 날것으로 먹어서는 안 됩니다.

씨앗은 언젠가는 눈을 터서 자라나야 할 목적을 지니고 있기는 하지만, 시기와 때를 가리지 않고 언제든지 눈이 트인다면 그 씨앗의 종류는 멸망합니다. 그러므로 씨앗 속에는 '어떠한 조건과 환경에서만 눈을 트게 하는' 놀라운 물질이 있습니다. 그것이 '효소 억제 물질' 입니다.

어떤 조건을 갖춘 계절이 와서, 일정한 기온과 수분에 도달해야 비로소 이 '효소 억제 물질' 의 기능이 상실되어서 씨앗은 눈을 틉니다.

그러므로 씨앗을 날것으로 먹는다면 효소를 억제하는 물질을 먹는 결과가 되므로, 체내의 소화효소의 소비는 엄청나집니다.

까닥하면 생명을 잃을 정도의 효소가 소모됩니다. 수박씨·매실·포도씨·감씨·호박씨·감귤씨 등 역시 날것으로 먹어서는 안 되는데, 이것들을 발효시키거나 불에 익힌다면 효소 억제 물질이 소멸되므로 괜찮습니다.

(8) 산화한 기름으로 조리한 식품, 트랜스형 기름을 첨가한 먹거리를 피할 것

거의 대부분의 기름(식용유)은 시간의 경과와 더불어 산화(=부패)합니다. 산화된 기름은 물론이요, 그렇지 않은 기름일지라도 기름에는 액화(液化)가 매우 나쁜 고유의 특질이 있는데, 이것은 트랜스형의 것 역시 같습니다.

산화된 기름이나 트랜스형 유지는 소화불량도 문제이지만 그것이 세포에 해독을 끼치므로 절대로 사용해서는 안 됩니다. 이러한 유지가 기름을 소화시키는 효소인 리파제를 이만저만 낭비시키는 것이 아닙니다.

(9) 알코올 음료의 과잉섭취를 피할 것

술은 백약의 장(長)이라고는 합니다마는, 유감스럽게도 본질적으로는 몸에 결코 좋지는 않습니다. 그의 장점이라면 위장의 활동을 활발하게 한다든지, 기분을 명랑하게 한다든지, 정신을 경쾌하게 하는 점 등이 있습니다. 그러나 영양학적으로는 좋지 않은 물질입니다.

패전 후의 일본 최대 스타였던 고(故) 이시하라 유지로(石原裕次郎)는 경음가(鯨飮家)로 유명했습니다. 하루에 양주 한 병을 마시곤 했답니다. 그러나 그 때문에 간장이 손상되면서 간암으로 52세의 아까운 나이에 고인이 된 사실은 누구나 알고 있습니다.

효소를 마구 낭비시키는 것이 술입니다. 『약에 의지하지 않는 갱년기 장해 대책(*Menopause Without Medicine*)』의 저자인 린다 오제다 박사는 아래와 같이 말합니다.

"알코올은 비타민 B군(群)의 생체 흡수를 방해함으로써 마그네슘·칼륨·아연의 존재 수준을 저하시킨다."

또한, 109세까지 활동하면서 생존한 바 있는 N. 워커 박사 역시 이렇게 단언합니다.

"알코올은 야금야금 간장 조직을 파괴해 간다. 그것은 또한 뇌신경에도 악영향을 줌으로써 통찰력 · 집중력 · 운동기능을 혼란시킨다."

알코올을 장기간 마셔 간다면 최종적으로는 간장을 파괴시키면서 생체를 산성체질로 바꿉니다. 이렇게 되면, 질병 감염의 위험이 커지고, 근육에 통증을 주며, 유방암 · 간장암에 걸리기 쉬워지거나 고(高)지혈증 · 동맥경화 · 심장장해 · 신장장해 등이 생기게 되며, 뇌에 막대한 악영향을 미칩니다.

사실이 이러하기는 하지만, 애주가는 그래도 마시고 싶은 것이 술입니다. 억지 춘향으로 끊는다면 스트레스의 해독을 면하기 어려우므로 우선 감량하는 것이 중요합니다.

슬기로운 음주법을 소개합니다.

- 매일 마시지 않는다. 가능하다면 1주일에 3 · 4회를 마시고, 나머지 3~4일은 무주일(無酒日)로 정해서 지킨다.
- 음주량을 줄인다. 취할 정도로는 마시지 않는다. 맥주라면 2~3컵, 위스키일 경우에는 1~2잔 마신다.
- 술을 마시기 전에 효소 건강식품을 섭취한다.
- 선택의 여지가 있다면, 소량의 적(赤)와인을 마신다. 여기에는 폴리페놀류의 항산화제가 있으므로 어느 정도는 유효하다. 또한 이것은 유일한 알칼리성 알코올 음료이기도 하다. 다만, 과음해서는 안 된다.

제12장
반(半)단식법(semi-fasting)
−질병과 노화 지연을 위한 효소 저축법−

1. 반(半)단식으로 시작하는 질병 예방

질병을 예방하고 건강을 확보하는 것이 소위 '식양생(食養生)'인데, 식양생 중에서 가장 시행하기 쉽고 효과적인 것이 반(半)단식법에 의한 단식실천요법입니다.

이미 제10장에서 반단식에 따르는 증상 호전의 증례를 많이 소개했는데, 이 책을 마무리 하면서 질병과 노화 지연을 위한 최선의 효소 저축법으로서 패스팅(반단식 요법)을 다시 다룹니다.

설명한 바와 같이 패스팅이란 '단식'을 가리키는 영어이지만, 내가 제창하는 패스팅이란 반단식(半斷食)을 가리키는데, 이것은 '완전 단식'과는 다소 다릅니다. 무엇인가를 '소량' 섭취하면서 며칠이고, 몇 주간을 지속해 나가는 것을 뜻합니다.

일반적으로 완전 단식일지라도 물만은 마십니다. 반단식에서는 소량의 먹거리를 섭취하도록 하지만, 단계적으로 조금씩 증량(增量)하는 것이 효과적인 것 같습니다. '반단식'을 가리켜서 효소영양학의 태두(泰斗)인 에드워드 하우웰 박사는 '이화(異化) 영양요법'이라고 호칭합니다.

구미 각국에서는 바야흐로 '반단식에 의한 패스팅'이 대유행입니다. '반단식법'은 몇 개월간에 걸쳐서 조금씩 단계를 높여 가는 방법(③)과, 임시로 2~6일간에 걸쳐서 시행하는 방법(①) 및 1~3주간만 시행하는 방법(②)의 세 종류가 있는데, 어느 방법을 선택하든 그 나름의 효과가 있습니다.

① 초급 반단식(2일~6일간)

② 중급 반단식(7일~20일)

③ 장기(長期) 반단식(21일~90일)

어느 것을 택하든 문제는 먹거리가 '소량'이라는 내용입니다. 먹거리의 종류는 무수히 많지만, 나는 절대적으로 "효소가 있는 먹거리를 주간으로 삼아야 한다."고 주장합니다.

그 이유는 단식의 목적이 '체내 효소를 온존(溫存) 시키는' 데에 있으므로, 이 목적을 달성하려면 효소가 많은 먹거리를 섭취하는 길 이외에는 다른 방법이 없기 때문입니다. '효소 온존 단식'이야말로 최고의 건강을 이끌어 가는 비결입니다.

프랑스에서는 일반적으로 이 반(半)단식법을 적극적으로 쓰고 있습니다. 프랑스의 영양학자들은 이 반(半)단식을 가리켜서 '메스를 쓰지 않는 수술'이라고 부릅니다. 이 얼마나 슬기롭고 훌륭한 표현입니까! "정말, 그렇고 말고!"라고 외치고 싶은 적절한 표현이 아닐 수 없습니다.

몸이 아플 것 같다든지, 또는 질병에 걸렸다면 만사를 제쳐놓고 이 패스팅법(반단식법) 이외에는 없습니다.

2. 놀라운 반(半)단식의 위력

(1) 체내의 잠재효소를 온존시킨다

우리는 일상생활에서 아낌없이 효소를 낭비하고 있습니다. 이미 설명했듯이 우리의 체내의 효소는 무한량이 아닙니다. 특히, 미식(美食)이 일상화될 경우, 효소는 대량 소비됨으로써 대량 감소됩니다. 이것은 주어진 수명을 줄이는 최악의 불건강법입니다.

반단식은 그것이 비록 '최소한의 반단식'이라도 괜찮지만, '중급 반단식' 이상의 방법을 장기간에 걸쳐서 계속한다면 잠재효소의 낭비를 크게 줄이게 됩니다.

(2) 모든 장기를 휴식시킨다

체내의 모든 장기(臟器), 특히 소화기는 식사의 과잉섭취로 말미암아서 항상 중노동을 강요받고 있습니다. 특히, 최대량의 작업에 지친 간장은 독소로 가득 차게 됩니다.

반단식을 계속한다면 이러한 장기를 푹 쉬게 하는 효과가 있는 동시에 염증을 억제하는 최대 역할을 하게 됩니다.

(3) 대장의 정화

반단식의 직접적 효과는 숙변(宿便)으로 가득 차 있는 대장의 말끔한 청소입니다. 독자께서 정말 깨끗한 대장을 지니고 싶다면,

①의 초급 반단식보다는 ②의 중급 반단식이나 ③의 장기간에 걸친 반단식의 실천을 강력히 권합니다.

대장은 소화된 먹거리 찌꺼기가 장의 내벽(內壁) 갈피갈피에 스며 붙은 고변·숙변(古便·宿便)이 항상 부패독을 분비하거나, 또는 이 독을 흡수하는 장기입니다. 이것은 혈액 오염의 원인으로 작용하는데, 이렇게 해서 오염된 혈액은 온몸의 구석구석에 퍼짐으로써 질병의 원인을 축적해 갑니다.

이러한 고변·숙변(古便·宿便)을 끼고 있다는 것이 몸에 좋을 리가 하나도 없습니다. 이것을 제거하려면 반단식 요법 이외에는 방법이 없습니다. 반단식으로 대장의 숙변을 말끔히 배설한 때로부터 건강의 문이 열립니다.

(4) 맑은 혈액

대장·소장이 깨끗해지면 우선 혈액의 질(質)이 좋아집니다. 혈액 중의 독소 적혈구가 거의 없어지며, 연전형성(連錢形成)이 풀림으로써 하나하나의 적혈구가 독립적으로 움직이면서 그의 본래의 기능이 회복됩니다. 림프구(球)와 백혈구의 힘이 증강되면서 면역력이 자연히 높아집니다.

(5) 면역력 강화

혈액이 맑아지고, 그 모양이 좋아지면 백혈구와 림프구의 힘이 활성화됩니다. 이렇게 되면 사이토카인이라는 강력한 면역물질이 나타나서 항염작용(抗炎作用) · 항종양작용(抗腫瘍作用) · 항균작용 · 항바이러스작용을 활발히 전개합니다. 이렇게 면역력이 강화되는 최상 · 최량의 방법 중의 하나가 반(半)단식요법입니다.

(6) 독소의 배설

반단식의 지속적 실천은 소장 · 대장의 숙변이 제거되는 이외에도 온몸의 세포 속에 쌓여 있던 '세포변비'까지 해소됩니다.

세포변비란, 세포 하나하나에 끼어 있는 숙변이라고 설명할 수밖에 없는 '독소'가 제때 제때에 처리 배제되지 않는다면 세포 속에도 오염된 독소가 엉겨 붙습니다. 이러한 것의 내용이 곧 LD 콜레스테롤 · 중성지방 · 각종 플러그 · 곰팡이 · 병원균(病原菌) · 병원(病原) 바이러스 등의 혼재(混在)입니다.

이러한 것들은 항상 질병을 발생시킬 근원으로서, 몸의 이곳저곳에서 염증[1]을 일으키면서 중독(重篤)한 질병의 원인으로 작용하게 됩니다.

장기적인 반단식의 실천은 세포의 이러한 현상을 제거하면서 깨끗하고 양질의 세포를 보존해 갑니다.

(7) 질병의 개선

---

[1] 염증은 세포막에서 일어나는데, 이것이 곧 산화(酸化)이며, 노화(老化)이다. ― 역자.

중급 반단식 → 일반 식사 → 중급 반단식(또는 장기간에 걸친 반단식...) 이러한 실천을 지속한다면 모든 질병은 근본부터 사라지든가 개선됩니다. 암이든, 알레르기이든, 그것이 교원병(膠原病)이든, 심장병과 신장병이든, 간장병이든 뇌질환이든, 무엇이든 호전(好轉)시키는 것이 곧 반단식 요법입니다.

(8) 적정 체중의 유지

비만체의 남녀노소는 세포변비로 인해서 만들어진 노폐물 투성이가 된 세포 때문에 비만해졌으며, 이러한 사람의 모든 장기는 아주 저질 상태이므로 그것은 일촉즉발의 발병 전단계(前段階)이거나, 그 비만체 자체가 질병이라 할 수 있습니다.

반(半)단식요법을 지속한다면 최종적으로는 나쁜 세포는 모조리 제기되고 양질의 세포로 가꾸어 가게 됨으로써 비만자는 건강하고 이상적 체중이 유지됩니다.

정상 체중인(體重人) 역시 항상 저질 먹거리를 먹게 된다면 체내의 세포는 오염되어 점차 비정상 체질화됩니다. 이러한 사람에게도 반단식요법이 필요합니다. 이 경우에는 일단 적정 체중 이하로 떨어지므로 혹시 질병이 아닌가 하고 근심되겠지만, 신경쓸 필요가 없습니다. 이것은 나쁜 독소 세포를 우선 처리하고 양질의 세포로 바꿔 가는 과정이기 때문입니다.

날씬한 몸매로 바뀌어 양질 세포의 배치가 끝난 단계에서 양질의 먹거리를 다소 대량으로 섭취함으로써 적정 체중을 유지하면

됩니다.

(9) 호흡기관, 순환기관의 개선

반단식을 계속해 가다 보면 우선 호흡의 호전을 느끼게 됩니다. 숨이 차거나 가슴이 울렁대는 일이 전혀 없어지고, 들이마시는 공기가 달다는 사실을 알게 됩니다.

적혈구 하나하나가 각기 활성화함으로써 적정 영양이 온몸의 구석구석에 공급되는 동시에 산소 또한 온몸에 공급되는 탓입니다.

이렇게 되면 호흡기계(系)의 개선이 이루어지는데, 그것은 대기오염으로 비정상적 상태였던 폐가 깨끗해지면서 산소 공급이 원활해진 탓입니다.

(10) 진통 효과

질병으로 인한 고통만큼 괴로운 일도 없습니다. 반단식의 지속적 실천은 혈액이 맑아지고 TCA 회로 역시 원활히 흐르게 됩니다. 이렇게 되면 연전형성(連錢形成)으로 인해서 나타나던 대체 에너지 회로인 혐기성(嫌氣性) 에너지 회로가 사라짐으로써 유산의 근육 내 침입이 사라집니다. 이렇게 한다면 모든 통증은 깨끗이 사라집니다.

(11) 두뇌·감각의 예민화

반(半)단식은 또한, 뇌 속의 혈액 오염까지도 제거함으로써 뇌 신경이 원활하게 작동되므로 두통앓이를 하는 사람은 통증이 사라집니다. 기억력이 높아지고 사고 회로(思考回路) 역시 원만하게 작동하면서 감각마저 예민해집니다.

또한, 나의 진료소에서 실시하고 있는 위장 장애인용(用) '반(半)단식법'을 참고로 아래에 소개합니다.

* * *

이 책을 여기까지 정독하신 독자라면 누구나 놀라운 건강·장수의 보증서를 손에 넣은 것이나 다름없습니다.

독자께서 이상적인 건강을 유지하시고 각자의 인생을 충분히 구가(謳歌)하시기를 빌어마지 않으면서 펜을 놓겠습니다.

3. 반단식법 지도

(*①) '과일 1종'의 기준

사과(1/3~1개), 딸기(4~16개), 바나나(1/2~1개),
복숭아(1/2~1개), 그레이프 프르츠(1/2~1개),
파파이아(1/6~1/4개), 키위(1~2개), 배(1/2개),
오렌지(1/2~1개), 첼리(10개), 포도(10~30알),
감귤(1~2개), 수박(1쪽), 참외 또는 프린스멜론(3쪽),
무화과(1~2개), 여름 귤(1개), 비파(3~4개),
감(1/2~2개), 탄캉(1개), 블루베리(20~25개),
과일은 아니지만 토마토(1~3개)는 몸에 아주 좋습니다.

(*②) 날것으로 먹는 야채

각종 상추, 파, 피망, 양배추, 자색 양배추, 파프리카, 무,
물오이, 당근, 파셀리, 세로리, 양파, 토마토, 샐러드채,
갖, 생강, 고야, 알파루파, 쑥갓, 배추, 시금치 등

위장 약한 사람용의 '반(半)단식' 법 소개

※ 각 코스 모두 매일 아침 아마인유(亞麻仁油)를 큰 수푼 하나 마시도록. 가능하다면 점심에도 마실 것. 몸에 좋은 차를 알맞게 마실 것.[2)]

※ 각 코스의 기간은 각자의 증상과 개인차에 따라서 다릅니다. 반(半)단식의 상세한 지식을 지니고 있는 의사와 상의하십시오.

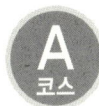

아침 …… ① 과일 1종(*①) ② 매실 1개 ③ 좋은 차
(①의 참고 보기 : 파인애플 약간 등)

점심 …… ① 매실 1개, 배가 고파지면 물을 마신다.

저녁 …… ① 매실 1개 ② 토마토 1개 아니면 물오이 1~2개,
아니면 토마토 1개 + 물오이 1개

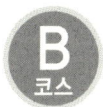

아침 …… ① 과일 1~2종류 ② 부 길은 것 ③ 매실
(②의 분량은 1공기 정도. 아마인유와 약간의 간장
으로 맛을 낸다.)

점심 …… ① 토마토 1개, 과일 1종류

저녁 …… ① 과일 2종류 ② 토마토 1개 ③ 무즙 ④ 매실 1개
(③의 분량은 1공기 정도. 아마인유와 약간의 간장
으로 맛을 낸다.)

---

2) 유아~성인의 남녀를 막론하고 부작용 전혀 없고 항산화 작용이 강력한 차(茶)인 'Rooibos TX'를 수시로 마시기를 권합니다. — 역자

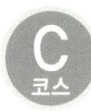

아침 ……①토마토 1개 ②과일 3종류 ③매실 1개 ④ 무즙
(②의 보기 : 사과 1개, 키위 1개, 완숙 바나나 1개)
(④의 분량은 1공기 정도. 아마인유와 약간의 간장
으로 맛을 낸다.)

점심 ……① 토마토 1개, 과일 1~2종류 ② 다시마와 마국
(②는 공기에 마·다시마를 한줌 넣고 소금·간장
과 더불어 뜨거운 물을 붓는다.)

저녁 ……① 매실 1개, 김치 약간 ② 날야채(*②)와 해조(海
藻) 샐러드 ③ 과일 1~2종 ④ 김 1장 ⑤ 마와 다시
마국
(③의 분량은 1공기 정도. 아마인유와 약간의 간장
으로 맛을 낸다.)
①의 드레싱 내용은 아마인유, 간장, 으깬 깨, 볶은
깨, 초, 고추, 겨자 등

주의 : 아마인유는 공기에 닿으면 서서히 산화하므로 기름을
친 후 30분 이내에 먹을 것

인체의 주요 구조도

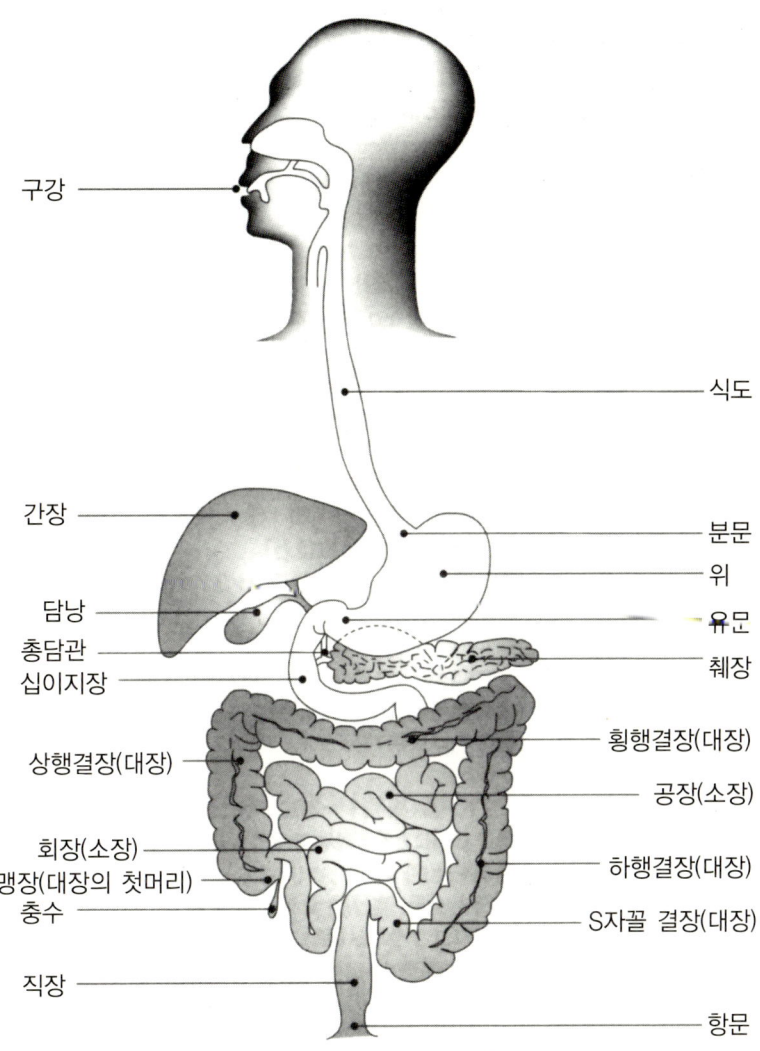

参考文献

- 「Enzyme Nutrition」　Edward Howell, M.D.
- 「Updated Articles of National Enzyme company」　Dr.Rohit Medhekar
- 「Digestive Enzymes」　Rita Elkins,M.H.
- 「The healing Power of Enzymes」　DicQie Fuller,Ph.D.,D.Sc.
- 「Food Enzymes for Health & Longevity」　Edward Howell, M.D.
- 「The Enzyme Cure」 Lita Lee,Ph.D
- 「Food Enzymes」　Humbart Santillo, MH, N.D.
- 「Colon Health」　Norman W.Walker,D.Sc.,Ph.D.
- 「Foods That Heal」 Dr.Bernard Jensen
- 「Tissue Clensing Through Bowel Management」　Dr.Bernard Jensen
- 「Enzyme Therapy Basics」　W.Dittmar,M.D.
- 「Alternative Medicine Definitive Guide to Cancer」
　W.John Diamond, M.D. and W.Lee Cowden, M.D. with Burton Goldberg.
- 「The Karluk's Last Voyage」　Robert A.Bartlett
- 「Menopause Without Medicine」　Linda Ojeda,Ph.D.
- 「Fit For Life」 Harvey Diamond,Marilyn Diamond
- 「スーパーパワー酵素の驚異」　軽部征夫、後藤正男／講談社
- 「キラー・フード」　エドワード・ハウエル著、川喜多昭雄監訳、瀬野川知子訳／現代書林
- 「発酵食品礼讃」　小泉武夫／文藝春秋
- 「植物はなぜ5000年も生きるのか」　鈴木英治／講談社
- 「現代版食物養生法」　鶴見隆史／評言社
- 「酵素反応のしくみ」　藤本大三郎／講談社
- 「わが輩は酵素である」　藤本大三郎／講談社
- 「常識破りの超健康革命」　松田麻美子／グスコー出版
- 「子供たちは何を食べればいいのか」　松田麻美子／グスコー出版
- 「ライフスタイル革命」　ハーヴィー・ダイアモンド、マリリン・ダイアモンド著、松田麻美子訳／キングベアー出版
- 「腸内菌叢の話」　光岡知足／岩波書店
- 「アメリカはなぜ『ガン』が減少したか」　森山晃嗣／現代書林
- 「こんな野菜が血栓をふせぐ」　山口了三、並木和子、五十嵐紀子／講談社
- 「あなたの『からだ』は訴えている」　山田豊文／総合法令出版
- 「わかりやすい栄養学」　吉田勉編／三共出版
- 「自然食ニュース」（349号,2003年1月）自然食ニュース社

탈고하면서

저자가 이 책에서 독자 여러분께 꼭 전하고 싶었던 것이 '영양학의 소중함'이었습니다.

미국에 비교해 볼 때, 일본의 영양학 분야는 상당히 뒤져 있습니다. 일본의 영양사들은 패전 후 보급했던 낡은 영양학을 오늘까지 소중하게 지켜 오고 있으며, 영양학을 모르는 의사들은 이러한 영양사들의 말에 따르고 있는 형편입니다.

이미 본문에서도 언급했듯이 오늘날 영양학을 가르치고 있는 의과대학은 극히 드뭅니다. 혹시 있다 해도 그것이 필수과목이 아니므로 의사 시밍의 학생들이 거의 이수(履修)하지 않는 것이 오늘의 실정입니다. 의사가 영양학 지식이 없는 원인이 바로 이것입니다.

오늘의 의사들이 얼마나 영양학 지식이 없는가는 입원 환자의 식단을 보면 당장 알 수 있습니다. 식중독에 겁먹는 탓인지 식단에 '생것'은 전혀 없습니다.

우유와 달걀이 연방 오르는 환자 식단을 보고, "건강인이라도 여기서 이것을 먹는다면 병에 걸리겠다."고 간파(看破)한 분이 계셨습니다. 서양의학의 '현대의료'로서는 난치병을 고칠 수 없는 이유 중의 하나를 이러한 부문에서도 엿볼 수 있습니다.

바야흐로 영양학 지식 없이는 병을 고칠 수 없는 시대가 되었습니다. 애오라지 영양학에 기초한 의료인 '영양의학요법'이야말로 21세기를 이끌어 갈 최첨단 의료입니다.

내가 비교적 일찍 에드워드 하우웰 박사의 '효소영양학'을 알게 된 것은 정말 행운이었습니다. 이 '효소영양학'을 실천시킨즉, 환자의 질병이 재미있고, 놀랍게 낫는 것이었습니다.

임상의사인 나에게는 이 이상의 도움이 없었습니다. 효소가 듬뿍 든 과일, 날야채, 발효식품을 먹고, 효소 건강식품을 섭취해 간다면 누구나 질병이 낫고 언제까지나 건강한 생활과 행복한 시간을 갖게 됩니다.

그런데 항간의 많은 일반인은 "과일은 몸을 차갑게 한다."라면서 날 야채를 꺼리고, "과일의 과당은 비만해진다."라든가 "당뇨병에 걸린다."라면서 기피하기만 합니다. 이 모두가 밑도 끝도 없는 오해라는 사실을 이 책을 정독한 독자라면 당장 이해할 것입니다.

미국 대사학(代謝學)의 권위자인 마크스 박사는 특히, 과일에 관해서 이렇게 단언하고 있습니다.

"과일은 극히 저칼로리인데다가 프룩토키나아제 효소의 존재로 인해서 당뇨병과는 아무 관계가 없는 것이다."

과일을 비롯한 '날음식'을 거들떠보지도 않는 일은 크나큰 손해를 보고 있는 것입니다.

이 책에서 소개한 『효소영양학』은 일본에서는 거의 알려져 있지 않으며, 본고장인 미국에서도 널리 일반화되어 있지 않습니다. 그러나 '효소요법'을 실천한다면 아주 건강해진다는 사실은 이제 '학계 차원'에서는 상식이 되어 있습니다.

효소를 듬뿍 섭취하는 일이 곧 '건강을 얻는 일', '수명을 연장하는 일', '되젊어지는 일'을 이루기 위한 최고·최량의 수단이기 때문입니다.

이제까지 '효소'가 무엇인지를 전혀 모르고 있던 분에게는 효소가 존재하는 먹거리(과일·날야채·발효식품 등)를 허심탄회하게 듬뿍 드실 것을 권합니다. 알게, 모르게 몸의 컨디션이 좋아짐을 자각할 것입니다.

다만 치료 경험에서 보건대, 중병을 앓고 면역력이 떨어진 경우에는 효과가 별로인 경우가 있습니다. 이러한 분은 반단식을 하면서 날음식을 먹는 한편, 효소 건강식품을 아울러 권장하는데, 이렇게 실천한다면 회복이 매우 빠릅니다.

또한, 이 책에서 연방 거론하고 있는 효소 건강식품이란, 시중의 약국이나 편의점에서 판매하고 있는 기능 식품류와는 다른 것이므로 각별히 조심하시기 바랍니다.

약 2,300년 전의 일본은 죠몽(繩文)시대였습니다. 이 시대의 문명이 놀랍게도 뛰어난 것이었음이 최근의 연구로 판명되었고, 그 시대 사람들의 수명은 거의 100~150세였던 것 같다는 것입니다.

그 아래 시대인 야요이(彌生)시대에는 사람의 수명이 반감(半

減)했는데, 그 원인은 '생식'에서 '화식'으로의 전환, 즉 '효소식'에서 '비(非)효소식'으로 바뀐 것이 근본 이유였습니다. 이러한 지식을 아직 모르고 있는 분들에게, 효소식(食)이 얼마나 건강을 향상·유지시키는 데에 중요한 것이고, 비효소식이 얼마나 건강을 손상시키는 것인가를 인식해 주시기를 원하는 한편, 이것을 건강·장수에 활용하시기를 바라는 마음에서 이 책을 저술하기에 이르렀습니다.

4반세기에 걸친 시행착오 끝에 저자가 당도한 것이 곧 '효소영양 의학요법 = 슈퍼 효소의료'라고 하겠습니다. 이것은 말하자면 나의 장구한 세월에 걸친 의료활동의 집대성이라고 할 수 있습니다.

이 책은 영양학만이 아니라, 의학 분야에서도 임상의사의 도움이 되기를 원하면서 저술하였습니다. 그러므로 영양학의 교과서적 존재만이 아니라, 일상생활에서의 건강 유지 교본으로서도 충분히 활용할 수 있는 내용입니다.

나는 여기에서 이 영양학을 처음으로 연구 발표하신 고(故) 에드워드 하우웰 박사에게 깊은 감사와 뜨거운 존경을 표하는 바입니다. 효소영양학 및 효소의료에 관한 이 책이 일본에서 간행되었다는 소식을 접하신 천국의 박사께서 벙긋이 미소 지어 주신다면 다행이겠습니다.

에드워드 하우웰 박사께서 창설하신 '닥터 하우웰 효소영양학 연구소' 소장이시며, 효소학의 권위자이신 R. 메디커 박사께서는 이 책에 관해서 여러 가지 조언을 주셨을 뿐 아니라, 일부 집필에도 참여해 주셨습니다. 충심으로 감사를 올립니다.

또한, 하우웰 연구소 및 석학(碩學) 여러분을 소개해 주셨고, 통역까지 맡아 주신 바 있는 다께우찌 신이찌로, 히데코(秀子) 내외께도 깊은 감사를 올립니다.

그리고 미국 휴스턴에 거주하시면서 현재 '내추럴 하이진' 이론을 일본에 보급시키는 일에 큰 역할을 하고 계신 마쓰다 마미코(松田麻美子) 여사께는 충심으로부터 성원을 보내는 바입니다. 이분께서는 건강의 진실을 전하고자 미일(美日) 간의 교량적 역할을 크게 담당하시고 계십니다.

또한 정신적 면에서 음양으로 끊임없는 응원을 아끼지 않은 맹우(盟友) 후지이 요시카즈(藤井義和), 유미코(由美子) 내외분의 격려는 큰 힘이 되었습니다.

이 책을 써 내게 된 이면에는 이러한 분들의 힘이 큰 지탱이 되었습니다. 충심으로 감사를 올리는 바입니다.

그리고 무엇보다도 이 책을 읽어 주신 독자 여러분께 이 자리를 빌려서 감사를 올립니다.

쓰루미 다카후미

일본 독자 여러분께

생물학에 큰 흥미를 갖고 있던 나는 인지(人智)를 뛰어 넘는 생명 에너지를 지닌 효소라는 물질을 추구하는 일을 하게 되었습니다.

본래는 수백 년, 수십 년이라는 긴 세월을 거쳐서 이루어지는 과정일지라도 효소의 촉매작용으로써 일순간에 변환되기도 합니다. 바꿔 말한다면, 효소의 작용 없이는 위(胃) 속에 들어간 먹거리는 그 모양 그대로 있으면서 소화는커녕 분해마저 할 수가 없습니다.

그러므로, 체내 도처에 영양소가 못 갈 뿐 아니라, 생체의 기능을 관장하는 대사활동조차 이루어지지 못합니다.

에드워드 하우웰 박사는 이렇게 말했습니다.

"효소, 그것은 생명의 빛이다(Enzyme, the Sparks of Life)."

이 책을 읽은 독자께서는 인간에게 효소야말로 가장 귀중한 물질임을 깊히 인식하였으리라 믿습니다.

지금으로부터 50년 전에 효소라는 존재를 영양학으로서 포착해서, 먹거리 효소를 치료에 원용한 에드워드 하우웰 박사의 사고(思考)는 '질병과 먹거리의 관계'를 공식적으로 논의하기 시작한 1980년대부터 전 미국 의료계의 주목을 받기 시작했습니다.

최근에 이르러서는 먹거리 효소요법(엔자임 세라피)으로서 카트라 박사, 휄라 박사를 비롯한 많은 영양요법가들에 의해서 각종 만성질병 환자의 증세가 개선되거나 화학 약제에 의한 면역저하를 방지하는 효과를 올리고 있습니다.

일본과 마찬가지로 미국에서도 의료에 관한 규칙이라든가, 대체요법의 효과 효용에 관한 찬반 양론이 있기는 하지만, 오늘의 서양의료 일변도 시대에서 확실히 시대가 바뀌어 가고 있으며, 미국 국민은 바야흐로 **통합적 의료**를 주목 지지하고 있음이 사실입니다.

질병이나 원인 불명의 장애에 시달리고 있는 미국민의 반수 이상이 무슨 형태이건 대체 의료를 받고 있는 사실이 이 관심도를 나타내고 있습니다.

나는 효소요법을 장려하는 의사들과의 협력으로 식물의 생명력을 그대로 살린 '먹거리 효소 건강식품'을 제조하고 있습니다. 그리하여 계측하기조차 하기 힘든 효소 파워를 연구함으로써 미국만이 아니라 전 세계에 영양요법의 새로운 어프로치법을 보급시켜 가기를 원하고 있습니다.

영양요법은 이미 일본에서도 많은 선진적 의사들의 지지를 받고 있는데, 효소요법이야말로 영양요법 중에서 가장 중요시해야 합니다. 왜냐하면, 좋은 영양이란 당신이 무엇을 먹었느냐의 문제가 아니라 무엇을 소화해서 흡수시켰느냐로 결정되기 때문입니다(Good Nutrition is Not what you eat, but what you eat,

DIGEST, and ABSORB).

이것이야말로 영양요법의 원점(原點)입니다.

이 책의 저자이신 쓰루미 다카후미(鶴見隆史) 선생의 '효소요법에 의한 임상경험'과 에드워드 하우웰 박사의 '효소영양학의 이론'이 건강을 지향 갈구하는 많은 사람의 지지를 받아, 또한 보다 많은 전문가를 거쳐서 미국 모양으로 '먹거리 효소요법'이 폭 넓게 수용되어 가기를 바라마지 않습니다.

끝으로, 효소영양학에 관한 자료를 감역(監譯)해 주신 '닥터 하우웰 효소영양학 연구소 일본 사무국'의 대표이신 다께우찌 신이찌로(竹內進一郞)씨 및 스스로의 치료 경험을 근간으로 해서 이 책을 써 내신 쓰루미 다카후미(鶴見隆史) 선생에게 깊은 감사를 표합니다.

로이 메디카

효소학 박사

닥터 하우웰 효소영양학 연구소 소장

효소가 생명을 좌우한다

지은이 | 쓰루미 다카후미
옮긴이 | 남원우

1판 1쇄 인쇄 2008년 3월 5일
1판 5쇄 발행 2012년 2월 22일

펴낸이 | 길명수
펴낸곳 | 배문사
출판등록 1989년 3월 23일, 제10-312호
주소 서울시 서대문구 충정로 2가 37-18
전화 (02)393-7997
팩스 (02)313-2788
e-mail pmsa526@empas.com

편집 인쇄 삼중문화사
ⓒ 쓰루미 다카후미, 2008

ISBN 89-87643-40-3 (03590)

값 10,000원

* 낙장 및 파본은 교환하여 드립니다.